AF300047

DES

ARTHRITES INFECTIEUSES

(NON-TUBERCULEUSES)

PAR

Le D' F. de LAPERSONNE

Ancien interne des hôpitaux et aide d'anatomie de la Faculté,
Chef de la clinique ophtalmologique de la Faculté de médecine de Paris.

—×—

PARIS

A. DELAHAYE et E. LECROSNIER, ÉDITEURS

PLACE DE L'ÉCOLE-DE-MÉDECINE

—

1886

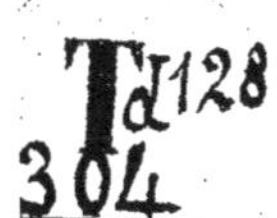
T d 128
304

Id 128
304

DES

ARTHRITES INFECTIEUSES

(NON TUBERCULEUSES)

DES

ARTHRITES INFECTIEUSES

(NON TUBERCULEUSES)

PAR

Le Dr F. de LAPERSONNE

Ancien interne des hôpitaux et aide d'anatomie de la Faculté,
Chef de la clinique ophtalmologique de la Faculté de médecine de Paris.

———— ×————

PARIS

A. DELAHAYE et E. LECROSNIER, ÉDITEURS

PLACE DE L'ÉCOLE-DE-MÉDECINE

—

1886

3869

ARTHRITES INFECTIEUSES

(NON TUBERCULEUSES)

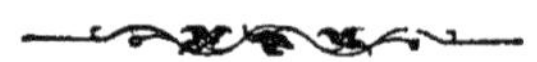

INTRODUCTION

Lorsque dans le cours d'une infection purulente on voit se produire une arthrite suppurée, il est logique d'admettre une relation de cause à effet entre l'état général et la manifestation articulaire. Cette constatation grossière avait été faite par les chirurgiens anciens qui l'attribuaient à la métastase : l'explication en était différente suivant la valeur pathogénique attribuée à cette expression.

A mesure que les maladies générales furent mieux connues, grâce surtout à une étude plus attentive des faits cliniques et anatomo-pathologiques, on put établir, dans un plus grand nombre de cas, ces relations non douteuses entre les manifestations articulaires et les maladies générales et bientôt une grande classe d'arthrites secondaires fut créée. Bonnet consacre un chapitre tout entier de son livre à ces rhumatismes *consécutifs*, qu'il se garde bien de confondre avec le rhumatisme vrai : ils n'ont de commun que le nom. Déjà à son époque on étudiait avec soin le

De Lapersonne.   1

rhumatisme blennorrhagique , les arthrites purulentes, d'origine pyohémique ou puerpérale, celles qu'entraînent à leur suite les fièvres éruptives ou la dothiénentérie. Cette seconde période, qui arrive presque jusqu'à nos jours, pourrait être appelée la période clinique de la question qui nous occupe.

La bactériologie est venue donner un essor considérable à ces études de pathologie générale. Par elle, certains faits, que les cliniciens avaient constatés, ont été confirmés, pour ainsi dire, d'une façon mathématique et déjà, grâce à cette science nouvelle, quelques-unes de ces arthrites méritent d'être définitivement classées. Mais il s'en faut de beaucoup que la démonstration soit faite pour le plus grand nombre. Aussi ne peut-on pas faire actuellement une classe spéciale des arthrites d'origine microbienne. Dans les études plus récentes de pathologie générale, on a cherché à établir des classifications nosologiques plus solides que par le passé et l'on s'est adressé à la notion étiologique : elle répond mieux que toute autre à la division naturelle des entités morbides et parle plus clairement à l'esprit.

C'est en se basant sur cette grande notion de l'étiologie, que M. Lannelongue, dans un travail récent, groupait les arthrites suivant cinq grandes variétés. Il nous semble que cette division, que le savant professeur appliquait aux maladies de la hanche, mérite à juste titre d'être généralisée. On pourrait donc dire avec lui qu'il existe :

1° Des arthrites traumatiques ;

2° Des arthrites inflammatoires, par propagation ou de voisinage ;

3° Des arthrites généralisées du rhumatisme ou de la goutte ;

4° Des arthrites des maladies de l'encéphale et de la moelle épinière, l'ataxie musculaire progressive, etc. ;

5° Des arthrites septiques, parasitaires ou virulentes, microbiennes pour la plupart, secondaires aux maladies générales.

Ce sont ces dernières que nous avons à décrire sous le nom d'arthrites infectieuses. Ainsi compris notre sujet serait très considérable, mais nous laisserons de côté, comme le titre l'indique, les arthrites d'origine tuberculeuse. Il est vrai que, sans les décrire, nous aurons à plusieurs reprises à y faire allusion, car leur étude si complète, grâce aux travaux les plus récents, nous servira de guide dans le cours de ce travail.

Nous avons l'intention, dans une première partie, de faire une étude d'ensemble des arthrites infectieuses. Partant de l'idée générale des états infectieux, telle qu'elle semble ressortir des travaux contemporains, nous montrerons que tous, ou presque tous, peuvent s'accompagner des manifestations secondaires, de deuteropathies articulaires. Pour arriver à la démonstration de cette loi, nous nous appuierons, non seulement sur l'étude anatomique et clinique, sur la marche des lésions locales, mais aussi sur les résultats fournis par la pathologie expérimentale, sur la recherche des microbes et leurs inoculations, toutes les fois que cela nous sera permis. L'étude du diagnostic sera singulièrement facilitée par ces développements cliniques ; nous verrons que dans un assez grand nombre de cas il sera facile de reconnaître les arthrites infectieuses des manifestations rhumatismales aiguës ou subaiguës. Nous essayerons enfin d'établir les bases d'une thérapeutique rationnelle applicable aux arthrites infectieuses, sans insister sur les indications spéciales fournies par chacune des maladies que nous aurons à énumérer.

La seconde partie de ce travail sera consacrée à la description des arthrites infectieuses en particulier. Nous les grouperons suivant les types cliniques les mieux connus. Pour quelques-unes, dont la connaissance est complète aujourd'hui, nous n'entrerons pas dans de grands développements et nous ne ferons que rappeler les discussions qu'a soulevées leur étude. Pour d'autres, nos connaissances sont encore trop imparfaites et nous ne pouvons les considérer que comme des observations d'attente. Nous les enregistrerons avec soin pour que, dans un avenir peut-être très prochain, elles puissent servir à élucider certains points de doctrine encore dans l'ombre.

Nous ne voulons pas laisser échapper l'occasion qui nous est fournie de remercier publiquement les maîtres éminents qui n'ont cessé de nous prodiguer leurs conseils éclairés. Ils nous ont donné, à propos de ce travail, de nouvelles preuves de leur haute sympathie ; nous leur en exprimons toute notre reconnaissance.

Que tous les amis qui nous ont apporté leur dévoué concours reçoivent ici nos bien affectueux remerciements.

PREMIÈRE PARTIE

DES ARTHRITES INFECTIEUSES EN GÉNÉRAL

CHAPITRE PREMIER.

DES ÉTATS INFECTIEUX.

§ 1. — Si l'on s'en rapportait à son étymologie, on pourrait dire que l'état infectieux (*inficere*, souiller) est dû à la contamination, la souillure de l'organisme par un principe spécial, venant du dehors, quelles que soient d'ailleurs l'origine et la nature de cet agent morbifique (Griesinger).

Mais lorsqu'on veut aller plus loin et limiter plus complètement que par cette définition très vague ce qu'on doit entendre par état infectieux, on se heurte à de très grandes difficultés ; c'est qu'en effet l'interprétation de ces faits a provoqué les discussions les plus ardentes de notre époque.

Nous n'avons pas à les rappeler ici : qu'il nous suffise de dire que, dans un certain nombre de cas, la nature de la maladie infectieuse et contagieuse paraît bien d'origine vivante. Il est certain que l'aboutissant final de tous les systèmes relatifs aux maladies infectieuses serait l'existence, dans le corps d'un individu, atteint d'une maladie contagieuse, d'organismes inférieurs capables de reproduire, chez un individu sain, la même maladie.

La démonstration est loin d'être faite pour toutes les maladies contagieuses ; elle n'est même complète que pour un très petit nombre d'entre elles. Ainsi que le disait, il y a un an, M. Bouchard, dans sa leçon d'ouverture : « Le parasitisme est établi, avec certitude, pour quatre maladies de l'homme : le charbon, la morve, la tuberculose et la gangrène gazeuse ; de plus, la preuve est presque faite pour la blennorrhagie et l'érysipèle. » En admettant même que la pneumonie puisse être ajoutée à cette liste, on voit que les maladies démontrées nettement d'origine microbienne sont assez rares. Les progrès incessants de la bactériologie élargiront le cadre des maladies microbiennes, nous n'en doutons pas ; mais, actuellement, ce n'est pas seulement sur cette étude que nous pouvons nous appuyer pour limiter la série des maladies infectieuses, et il est nécessaire de rechercher d'autres analogies.

En somme, l'état infectieux semble être caractérisé par le conflit entre un organisme à l'état physiologique aux prises avec un élément étranger, le plus souvent vivant et organisé, et susceptible de se reproduire et de pulluler dans certaines conditions données. Cet élément particulier a pu être isolé, cultivé, et a servi même à reproduire la maladie primitive dans un certain nombre d'affections qui méritent d'être définitivement classées.

Ailleurs des éléments spéciaux ont été découverts, mais ils ne sont pas suffisamment distincts, moins bien isolés et surtout ils manquent de cette grande démonstration exigée des maladies d'origine bactérienne, la reproduction de la maladie par le bacille isolé de tous les autres éléments.

Enfin, pour certaines affections qui se présentent cependant avec tous les caractères cliniques assignés aux précédentes, il n'a pas été possible jusqu'ici d'isoler ou même de reconnaître l'agent pathogène. Personne ne conteste, par exemple, que la syphilis ou la fièvre intermittente ne soient des maladies infectieuses, et cependant leur microbe spécifique est loin d'être démontré.

D'après ce qui précède, on voit que les états infectieux peuvent, au point de vue des connaissances bactériologiques, se diviser en trois catégories ; la première est certainement de beaucoup la moins nombreuse.

Pour réunir ces différentes catégories, il faut nécessairement tenir compte des conditions étiologiques et cliniques et, en particulier, du caractère très important qui leur est commun, la contagion soit directe, soit indirecte.

§ 2. — Parmi les faits cliniques, un de ceux qui semblent favoriser l'union de tous les états infectieux, c'est précisément la formation de foyers secondaires, soit que la maladie protopathique n'occupe qu'une région limitée de l'économie, soit qu'elle se généralise d'emblée, ce qui a lieu quand la lymphe ou le sang sont l'habitat naturel de l'agent infectieux. L'accumulation et la multiplication de ces agents, dans une région circonscrite de l'économie, y provoquent des modifications passives ou des phénomènes réactionnels qui caractérisent ces foyers secondaires (Bouchard).

Tous les organes et tous les tissus ne sont pas indifféremment les lieux où s'arrêtent et se multiplient chacune des espèces de microbes pathogènes et où se produisent les lésions deutéropathiques. Les membranes séreuses y sont plus prédisposées que les autres, aussi bien les séreuses plus ou moins complètes des articulations que les grandes séreuses splanchniques, péritoine, plèvre, méninges. Aussi a-t-on pu dire que « toutes les maladies infectieuses peuvent présenter parmi leurs manifestations contingentes des déterminations articulaires relevant de l'infection générale de l'économie » (Bourcy).

Ainsi formulée, cette conclusion est peut-être trop exclusive, du moins à l'heure actuelle ; cependant, étant donnés les grands progrès de la pathologie générale dans ces dernières années, on peut se demander si quelques états infectieux échapperont à cette loi générale.

Il est certain qu'il sera toujours nécessaire d'établir de grandes différences, suivant la fréquence relative des arthropathies. Certaines maladies infectieuses ont une prédisposition évidente à se porter vers les articulations ; on pourrait dire, transformant le mot de Trousseau, que la blennorrhagie, la morve aiment les articulations.

Il en est d'autres, au contraire, dans lesquelles les manifestations vers les jointures sont des exceptions très rares, telles sont par exemple la diphthérie, le choléra. Entre les deux, existe une série d'intermédiaires qui constituent une véritable échelle, avec progression décroissante, dont les échelons successifs seront occupés par la scarlatine, la pneumonie, l'érysipèle, etc.

Il ne suffit pas d'ailleurs qu'une arthrite survienne au cours d'une affection zymotique pour qu'elle soit nécessairement taxée d'infectieuse ; nous aurons, en effet, à discuter, à propos du diagnostic, la grande question du rhumatisme et des rappels de diathèse dans le cours de maladies aiguës, et particulièrement de ce que l'on appelait autrefois les pyrexies.

A défaut d'examen bactériologique du liquide, pour qu'il y ait arthrite infectieuse, il faut que la manifestation articulaire se présente dans des conditions cliniques spéciales : qu'elle soit caractérisée par des localisations communes, par la tendance aux altérations profondes et à la suppuration, la marche de la température ; caractérisée enfin par l'existence concomitante d'altérations rénales, marquées par la présence de l'albumine dans les urines. C'est précisément ce que nous essayerons de montrer dans cette première partie, établissant pour ainsi dire un type d'arthrite infectieuse, tracé d'après les faits les mieux connus ; nous aurons plus tard à rapprocher de ce modèle les arthropathies des différentes maladies et à voir par quels côtés elles présentent une ressemblance, un air de famille.

§ 3. — Ici se place tout de suite une question grosse de conséquences. Le rhumatisme articulaire aigu est-il une maladie infectieuse et à ce compte les arthrites rhumatismales ordinaires doivent-elles rentrer dans notre étude?

On sait que Klebs a décrit son *monas rhumaticus* et Hueter a édifié une théorie assez originale sur cette constatation. Son hypothèse peut se résumer ainsi : lorsqu'un individu est en sueur, ses orifices glandulaires dilatés rendent possible la pénétration des agents phlogogènes, des monades déposées à la surface de la peau. Ces monades perforent alors les parois des canalicules sudoripares, pénètrent dans les vaisseaux et vont finalement se déposer dans les articulations, les plèvres, l'endocarde. Là, elles se multiplient et engendrent des arthrites, des pleurésies, des endocardites.

Sans insister sur la théorie de Hueter, un certain nombre de pathologistes semblent admettre la conception de Klebs. « Les polyarthrites rhumatismales, dit M. Cornil dans la dernière édition de son livre sur les Bactéries, nous paraissent devoir être considérées comme l'expression d'une maladie générale infectieuse. Il s'agit, à n'en pas douter, d'une affection généralisée fébrile, dont les localisations multiples siègent sur les séreuses articulaires, sur les grandes séreuses comme la plèvre, le péricarde, et sur l'endocarde. »

Quelque séduisante que soit cette opinion, au point de vue de la pathologie générale, il ne nous semble pas possible de faire rentrer le rhumatisme articulaire aigu, franc, dans cette étude des arthrites infectieuses. En dehors de toute question de diathèse, d'hérédité, la physionomie clinique est très différente. Ici des altérations profondes qui mettent à mal la jointure ou l'économie tout entière, là des fluxions articulaires qui disparaissent sans laisser de trace et passent d'une articulation à l'autre en un instant. Ici des suppurations, des ankyloses, des luxations spontanées qui nécessitent des traitements chirurgicaux, là des altérations justiciables des agents médicaux. Devant étudier les arthrites infectieuses au point de vue chirurgical, nous ne décrirons donc pas les polyarthrites rhumatismales.

CHAPITRE II.

ANATOMIE PATHOLOGIQUE.

Les lésions des parties constituantes de la jointure, synoviale, cartilage, ligaments, ainsi que l'examen du liquide épanché, présentent quelques considérations intéressantes que nous signalerons rapidement; nous dirons aussi quelques mots des conséquences tardives, ankyloses, luxations. L'étude bactériologique devrait être de beaucoup la plus importante, mais nous verrons que, malheureusement, elle n'a été faite que pour un petit nombre d'arthrites secondaires.

§ 1. A. *Synoviale.* — Ainsi que l'a montré M. le professeur Richet pour toutes les arthrites aiguës, les lésions paraissent débuter par la synoviale qui est injectée, œdémateuse, formant un bourrelet chémosique autour du cartilage (Panas); on peut constater une prolifération cellulaire très abondante et bientôt une infiltration puriforme avec formation de pseudo-membranes à la surface. Ces lésions de la membrane synoviale sont en raison inverse de la rapidité de formation du pus : on a été jusqu'à dire que le pus, dont on constatait en pareil cas la présence dans la cavité articulaire, s'y trouvait simplement versé et non directement sécrété : cela n'est pas vrai d'une manière générale ; cependant, pour expliquer la formation si rapide d'une aussi grande quantité de pus, il faut admettre, outre la prolifération cellulaire des éléments de la synoviale, une diapédèse très active.

B. *Cartilages.* — Les altérations paraissent le plus souvent secondaires à celles de la synoviale, ou bien marchent de pair avec elles. On constate un ramollissement de la substance cartilagineuse, avec destruction des cellules cartilagineuses, retour à l'état fibrillaire et présence de cellules migratrices dans les capsulses superficielles ouvertes du cartilage. Plus tard, on voit une véritable destruction du cartilage, les surfaces osseuses frottent l'une sur l'autre, donnant lieu à une crépitation articulaire, que l'on retrouve dans un grand nombre d'arthropathies infectieuses. Dans un fait d'infection purulente, Cornil et Ranvier ont constaté que le revêtement cartilagineux avait disparu presque complètement, seule une petite surface de l'un des condyles était encore recouverte. Des coupes verticales pratiquées sur ce îlot, après macération dans le liquide de Müller, montrèrent nettement le mécanisme de la disparition du cartilage et la transformation directe de ses éléments cellulaires en corpuscules de pus. Les capsules primitives étaient allongées, remplies d'éléments cellulaires devenus libres, les capsules secondaires étaient dissoutes et elles formaient de longs boyaux perpendiculaires ou obliques à la surface articulaire. Un grand nombre de globules de pus, versés dans la cavité, semblaient provenir des cartilages.

C. *Ligaments*. — La destruction de la capsule ｜articulaire est une conséquence tardive de l'arthrite qui prédispose à la formation de luxations spontanées ; nous y reviendrons tout à l'heure ; ce que l'on observe surtout, même au début, c'est un épaississement, une induration lardacée de tous les tissus périarticulaires qui participent à l'inflammation.

D. *Liquide*. — On peut rencontrer dans la synoviale articulaire les liquides les plus variés. C'est ainsi qu'on observe une sérosité citrine, albumineuse, sans exsudats fibrineux, dans l'hydarthrose blennorrhagique. On peut trouver aussi un liquide séro-fibrineux, collant, peu abondant, qui se résorbe rapidement dans certaines formes d'arthrites ankylosantes. Dans la grande majorité des cas, c'est un liquide séro-purulent ou franchement purulent. Ce pus peut être mêlé à des flocons épais quand il s'agit d'une arthrite aiguë, passée à la purulence. Mais dans les abcès articulaires d'origine pyohémique, le pus est homogène, assez fluide, présentant quelquefois une odeur fade, désagréable (A. Guérin). Au microscope on y retrouve des leucocytes plus ou moins altérés, et des micro-organismes dont nous allons parler.

Quant à sa quantité et à sa consistance, elles sont très variables, en raison inverse l'une de l'autre. On peut trouver depuis quelques grammes à peine d'un exsudat filant, épais, tapissant les surfaces cartilagineuses, jusqu'à 150 et 200 grammes d'un liquide distendant largement la synoviale en quelques heures et pouvant doubler le volume d'une articulation comme le genou.

E. *Ankyloses.* — Certaines formes d'arthrites infectieuses ont une prédisposition tout à fait particulière à l'ankylose fibreuse. Elles ont été décrites surtout par Bonnet et, avant lui, par Brodie, Bouillaud, etc. M. Gosselin les a rangées sous le nom de forme plastique ankylosante. Dès le début, l'examen histologique pourrait faire pressentir ctte variété. La face interne de la synoviale est tapissée par une substance d'apparence fibrineuse qui adhère fortement. En l'examinant au microscope, on trouve de la fibrine, ainsi que des cellules épithéliales et de nombreux globules de pus.

L'exsudation n'est du reste que temporaire ; quand la maladie a duré un certain temps, on observe des tissus nouveaux complètement organisés : ils se présentent sous la forme d'expansions vasculaires qui remplissent les culs-de-sac synoviaux et contribuent à produire l'ankylose fibreuse. Les tissus extra-synoviaux participent à ces infiltrations conjonctives et forment autour de la jointure une coque fibreuse d'aspect lardacé. Les cartilages mêmes sont résorbés du centre à la circonférence par les progrès des expansions fibro-vasculaires.

F. *Luxations spontanées.* — Elles n'ont guère été observées qu'au décours de la fièvre typhoïde. Keen en a rapporté 37 cas sur 46 observations d'arthrites.

Plusieurs auteurs, Capelle et d'autres encore, ont insisté sur ces luxations spontanées ; elles peuvent être la conséquence d'arthrites suppurées à manifestations bruyantes, avec destruction des cartilages, des ligaments et formation d'abcès circonvoisins. Bien souvent aussi l'arthrite est peu prononcée, passe même inaperçue au milieu des symptômes généraux graves ; de telle sorte que le premier phénomène que l'on observe quelquefois, c'est la déformation. La hanche est prise dans presque tous les cas, et la variété la plus ordinaire est la luxation iliaque. M. le professeur Lannelongue, dans un travail encore inédit, dont il a bien voulu nous laisser prendre connaissance, insiste sur les altérations consécutives ; il montre que ces luxations sont souvent irréductibles par suite d'ostéite condensante de la cavité acétabulaire, qui fait perdre droit de domicile à la tête fémorale, pendant que celle-ci présente elle-même une usure localisée produite par les frottements répétés sur les tissus voisins : peau, tendons, muscles, etc. Ces ostéites sont d'ailleurs secondaires aux altérations de la synoviale et des cartilages que nous avons étudiées plus haut.

§ 2. *Bactériologie.* 1° *Pyohémie.* — Tous les observateurs après Pasteur, Ogston, Rosenbach, Loffler ont retrouvé dans les arthrites suppurées, comme dans les abcès métastatiques, différents micro-organismes : le microbe pyogénique de Pasteur, le micrococcus pyogenus tenuis, et le streptococcus pyogenus de Rosenbach, dans quelques cas même le staphylococcus pyogenus albus et aureus. Ces différents bacilles n'existent pas seulement dans le liquide, ils infiltrent les cellules cartilagineuses altérées, ainsi que le démontrent diverses observations et, en particulier, celle que nous rapportons d'après Cornil et Babès.

Dans un cas d'arthrites suraiguës, avec néphrite parenchymateuse et abcès métastatiques, Babès (1) a donné une bonne description des lésions articulaires. « Le liquide de l'articulation altérée, examiné huit heures après la mort, était rempli d'une masse énorme de petits bacilles mobiles, d'une épaisseur de 0,5 μ et d'une largeur de 0,2 μ environ. Auprès de ces bacilles il y avait des grains ronds, de même diamètre. Mais c'est surtout l'examen du cartilage qui présente le plus grand intérêt. Le cartilage est ramolli, fibrillaire, les capsules cartilagineuses sont peu distinctes, de telle sorte qu'on a l'aspect d'un tissu fibreux, à fibres gonflées, avec des cellules placées deux à deux, dans des intervalles réguliers. Mais souvent ces cellules sont remplacées par des masses oblongues fortement colorées par les couleurs d'aniline et consistant en zooglœes. Ainsi ces zooglœes se trouvent dans les capsules gonflées des cellules cartilagineuses. On peut en distinguer deux espèces voisines, les unes constituées par des bacilles, les autres formées par des micrococci. »

Le plus souvent, ce sont les streptococci que l'on retrouve dans le pus articulaire, non seulement comme manifestation de la pyohémie, mais aussi dans toutes les arthrites purulentes. Pour la fièvre puerpérale, les angines septiques, l'ostéomyélite, le pseudo-rhumatisme infectieux, l'endocardite ulcéreuse à forme pyogénique, on n'a jamais trouvé que les éléments que nous venons de signaler. Dans quelques arthrites, seulement, secondaires aux infections générales, se montrent les micro-parasites de ces maladies. Ils sont assez peu nombreux pour que nous puissions les passer en revue.

2° Dans la *blennorrhagie*, on a retrouvé récemment les gonococci de Neisser dans les liquides inflammatoires des synoviales articulaires. La démonstration est absolument complète, puisqu'on a pu isoler les microcoques, les cul-

(1) *Cornil et Babès*. Les bactéries dans les maladies infectieuses. Paris, 1885, p. 344 et suiv.

tiver à l'état de pureté par divers procédés (Constantin Paul), et que Bokaï et Bockhart ont pu les inoculer chez l'homme.

3° Pour la *pneumonie*, Max Schüller a fait des recherches, soit sur le vivant, dans deux cas où l'arthrite avait amené la nécessité d'une résection, soit sur le cadavre. Il a observé les streptococci vulgaires, alors même que le liquide articulaire est encore assez clair, ou contient seulement une quantité variable de globules blancs et de debris épithéliaux. En revanche, les microcoques ellipsoïdes, volumineux, réunis en chaînettes, tels que les a décrits Friedlander, existent dans le liquide, alors même qu'il est franchement purulent. Dans tous les cas, il se rencontre beaucoup moins que dans le poumon, lorsqu'on examine le suc provenant du raclage d'un foyer pneumonique.

4° Dans un cas d'*érysipèle* de la face avec arthrite du genou, Schüller a vu les diplocoques que Koch et Fehleisen ont décrits comme caractéristiques de l'érysipèle. Mais, comment sont-ils arrivés dans l'article, puisque Koch et Fehleisen pensent qu'on ne les trouve pas dans les vaisseaux sanguins? Faudrait-il admettre que l'érysipèle est secondaire à l'altération du genou? évidemment non, d'après l'observation; il faut à ce sujet de nouvelles recherches pour reconnaître la possibilité de la pénétration de ces micro-organismes. Il faut cependant signaler un fait important, c'est que Loffler a produit des arthrites, chez deux lapins, en leur injectant des cultures pures de bacilles de Fehleisen.

4° Le plus souvent on trouve dans le contenu articulaire du *rhumatisme scarlatineux*, des coques arrondis, uniques ou accouplés et adhérents soit à des débris épithéliaux, soit à des globules de pus. On a vu des bâtonnets courbés avec renflements semblables à ceux de la diphthérie, ainsi que le microbe de Friedlander dans deux cas de scarlatine se compliquant de pneumonie. En somme il faut penser avec Loffler que la scarlatine n'a pas une part directe dans la formation de ces foyers parasitaires, il y aurait une infection secondaire, diphthérie, pneumonie, etc.

5° Loffler et Max Schüller ont trouvé, dans plusieurs cas d'arthrite en relation avec la *diphthérie*, non seulement des coques isolés ou en chaînettes, mais aussi un bacille qu'ils considèrent comme caractéristique. Il est ordinairement épais, assez volumineux, incurvé et renflé. Loffler a pu le cultiver.

6° La sérosité articulaire, dans le cas de *fièvre typhoïde*, contient des microcoques arrondis, quelques streptococci et des bacilles agglomérés, semblables à ceux que Klebs a décrits à la surface de la muqueuse intestinale, mais qui, d'après Koch, n'ont rien de spécial. Quant aux microbes ovoïdes d'Eberth, qui semblent plus caractéristiques de là fièvre typhoïde, on ne les a pas retrouvés dans les articulations.

7° Dans les traités les plus récents, on dit que le microbe de la *morve*, que Bouchard Capitan et Charrin ont cultivé et inoculé avec succès, a été trouvé dans les articulations. Nous ne voulons pas nier la possibilité du fait ; mais dans aucun cas les auteurs que nous venons de citer, pas plus qu'Isaac (de Berlin), ne l'ont recherché dans le liquide des jointures.

En résumé on retrouve très souvent des microbes vulgaires, mais les microorganismes articulaires sont beaucoup moins nombreux que dans les foyers d'infection principaux de la maladie ; leurs espèces semblent aussi très variées et l'état cadavérique ne paraît pas les modifier, peut-être favorise-t-il leur pullulation. Là s'arrêtent nos connaissances au sujet de ces micro-organismes ; en effet, pour connaître leur pouvoir dans la détermination des arthrites infectieuses, il faudrait les isoler, les cultiver et les inoculer ; nous avons vu que les résultats de ce genre étaient encore très peu nombreux. D'ailleurs l'arthrite résulte-t-elle de leur effet combiné, ou de l'action d'un seul, comme le streptococcus? C'est

ce qu'il n'est pas possible de dire actuellement (M. Schüller).

CHAPITRE III.

ÉTUDE CLINIQUE.

Les arthropathies infectieuses, étant des manifestations
de maladies générales, leur physionomie clinique sera très
modifiée suivant les caractères, la marche, la gravité de
l'affection protopathique. Aussi est-il difficile de tracer un
tableau d'ensemble de tous les cas particuliers que l'on peut
rencontrer.

§ 1. *Siège.* — On peut dire que toutes les articulations
peuvent être prises, mais la localisation se fait ordinairement dans les grandes jointures, très rarement à la main,
au pied, dans les articulations de la colonne vertébrale. Le
plus souvent une seule articulation est prise tout d'abord,
puis l'affection se généralise, ce qui rend souvent le diagnostic fort difficile avec le rhumatisme; mais tandis que
chez ce dernier les fluxions articulaires disparaissent sans
laisser de traces, dans l'arthropathie infectieuse la maladie
impose une marque de son passage, raideurs articulaires,
atrophies musculaires, car elle n'abandonne pas complètement la jointure atteinte la première.
De toutes les articulations, le genou est pris, le plus souvent aussi bien dans l'infection purulente, que dans la
blennorrhagie ; Swediaur avait déjà désigné cette localisation sous le nom de gonocèle. Il existe là un point d'appel dont l'explication est loin d'être trouvée. S'agit-il d'une
fatigue plus grande, d'une sorte de traumatisme chronique

de cette articulation dont les mouvements sont très actifs? Doit-on invoquer sa position très superficielle qui la prédispose au refroidissement et à l'action de toutes les causes extérieures? Rapprochant ceci des belles expériences de Max Schüller sur la production des tumeurs blanches, on pourrait se demander si toutes les causes occasionnelles, traumatisme, refroidissement, ne favorisent pas la colonisation des bacilles plus particulièrement sur l'articulation fémoro-tibiale. Étant donné le peu de faits expérimentaux, ce n'est, bien entendu, qu'une hypothèse ; nous ne faisons que la signaler. D'autre part il ne faut pas oublier que la séreuse du genou présente une structure plus parfaite que celle des autres articulations, et qu'elle est comparable aux grandes séreuses splanchniques : les échanges qui se font à la surface sont plus actifs et par conséquent les localisations bactériennes plus faciles.

Le coude, le poignet, l'épaule viennent immédiatement après le genou et sur le même rang. Signalons aussi l'articulation sterno-claviculaire, qui est souvent prise dans la blennorrhagie, le pseudo-rhumatisme infectieux. Le siège au niveau de la hanche est presque spécial à la fièvre typhoïde.

§ 2. *Signes locaux.* — On peut observer différents degrés non seulement suivant l'affection générale, mais encore, pour une même maladie, suivant des causes nombreuses dont beaucoup nous échappent, qui dépendent peut-être de la période de la maladie, peut-être d'une véritable atténuation de l'agent infectieux.

On peut décrire cinq degrés d'arthropathies infectieuses : l'arthralgie, l'hydarthrose, la polyarthrite subaiguë, l'arthrite aiguë plastique ou suppurée, enfin l'arthrite purulente d'emblée.

L'*arthralgie* est quelquefois la première et la seule manifestation articulaire. Dans les arthropathies secondaires de la scarlatine, de l'érysipèle, de la blennorrhagie, elle est presque constamment observée : elle est caractérisée par des douleurs très vives, exagérées plutôt par les mouvements que par la pression, siégeant au niveau de la jointure mais s'irradiant à des distances variables.

L'*hydarthrose* proprement dite, c'est-à-dire l'épanchement de sérosité sans inflammation apparente, est très rare, même dans la blennorrhagie. Ceci est en désaccord avec l'opinion des premiers observateurs, mais ressort très nettement de la lecture des faits journellement observés. Lorsqu'on a eu l'occasion de faire une ponction, on a trouvé non pas une sérosité albumineuse, mais un liquide plus ou moins louche, contenant des flocons de fibrine et une assez grande quantité de leucocytes, indiquant bien un état inflammatoire de la synoviale. Il existe en outre une induration précoce, sorte d'œdème inflammatoire, des tissus périarticulaires, enfin quelques douleurs. On est bien loin de l'idée qu'on doit se faire de l'hydarthrose pure.

Ce que l'on observe bien plus fréquemment, ce sont des *polyarthrites subaiguës*, envahissant très vite plusieurs segments, s'accompagnant de douleurs peu intenses, de gonflement avec ou sans épanchement, disparaissant sans laisser de trace, ou se localisant à une seule jointure et produisant alors des phénomènes d'arthrite plus intense, dont nous allons parler tout à l'heure. Cette forme, qui constitue bien souvent ce que l'on désignait naguère sous le nom de rhumatisme blennorhagique, ou scarlatin, est la plus difficile à reconnaître. C'est à propos d'elle qu'ont eu lieu les plus vives discussions sur la pathogénie, et les confusions qui ont été faites avec le rhumatisme franc.

Nous avons dit qu'on rencontrait surtout des *arthrites aiguës*, caractérisées par le gonflement rapide, la douleur très vive, souvent par des traînées rougeâtres de la surface cutanée en rapport avec l'article. Puis, la marche évolue différemment : tantôt le liquide épanché, tout d'abord, semble se résorber ; la fluctuation devient moins

nette, sans que le volume de la région diminue. Les mouvements sont plus douloureux et difficiles, c'est la forme
plastique ankylosante décrite par Gosselin et que l'on
retrouve surtout dans la blennorrhagie (Duplay-Brun).
Tantôt, au contraire, les phénomènes inflammatoires paraissent moins intenses, mais l'épanchement est très abondant et la fluctuation très nette. Une première ponction
ramène un liquide louche contenant une grande quantité
de globules blancs. De nouvelles ponctions donneront un
liquide plus épais et finalement du pus mal lié, floconneux. Déjà à ce moment on pourra constater des mouvements anormaux, des craquements articulaires, indiquant une profonde altération de tous les éléments de
la jointure.

Enfin, dans les cas les plus graves et surtout dans l'infection purulente, on voit se former très rapidement un
abcès articulaire, sans que les phénomènes locaux réactionnels soient intenses.

Dans un genou plein de pus, distendu par le liquide,
c'est à peine si on constate quelques douleurs. Comme
nous l'avons vu à propos de l'anatomie pathologique, les
lésions de la synoviale ne sont pas en rapport avec la
quantité de l'épanchement. Plus tard, il existe une altération secondaire des cartilages et des moyens d'union, qui
favorise la luxation spontanée, si la gravité de l'état général ne prime pas tous ces désordres locaux.

§ 3. *Symptômes généraux.* — A côté de ces signes
locaux, on rencontre des symptômes généraux qui
dépendent, pour la plupart, de l'infection primordiale,
quelques-uns annoncent l'apparition de l'arthrite. Dans
beaucoup de cas légers, on ne trouve qu'une réaction fébrile peu intense. Dans les cas plus graves, au contraire,
on observe tout le cortège des phénomènes typhoïdes.

Souvent un frisson très violent ouvre la scène ; la température monte brusquement à 40° et même 41°. Après cette première ascension, la température s'abaisse, pour remonter de nouveau, en même temps que d'autres frissons se produisent : ainsi de grandes oscillations (pyohémie) ou bien une sorte de plateau analogue à celui des états typhoïdes (pseudo-rhumatisme infectieux). Dans les observations que nous citerons plus tard et dans les courbes que nous donnons, cette brusque élévation de la température est toujours très évidente.

Un des points les plus importants à noter, c'est la présence dans les urines de tous ces malades d'une quantité variable d'albumine rétractile, démontrant l'action de l'agent infectieux sur le rein. N'insistons pas bien entendu sur l'aspect de l'individu, sur son faciès typhoïde, sur les phénomènes du côté du tube digestif, diarrhée, ou du côté des appareils circulatoires et respiratoires : ils ne dépendent évidemment pas de l'arthropathie. Bien souvent, du reste, la marche des symptômes généraux ne semble pas influencée par l'apparition de l'arthrite. On pourrait, à ce point de vue, diviser les manifestations articulaires en deux catégories, suivant qu'elles apparaissent primitivement et semblent être le phénomène principal, ou bien qu'elles sont secondaires, et ne représentent qu'un épiphénomène de l'infection.

§ 4. *Terminaisons.* — Les arthropathies infectieuses peuvent guérir très simplement, sans laisser de traces : mais c'est probablement le cas le moins fréquent, et lors même que la guérison a été obtenue, la jointure sera toujours plus faible et plus prédisposée aux affections consécutives.

M. Verneuil insiste fréquemment, dans ses cliniques, sur la rareté du rétablissement intégral d'une jointure malade, de la restitutio ad integrum. Quand un organe a été atteint d'une lésion sérieuse, il ne guérit jamais complètement ; il peut rester silencieux, conserver ses fonctions, mais il reste toujours exposé à redevenir malade, sous l'influence des causes qui, en toute autre circonstance, glisseraient sur lui sans l'atteindre. De là cette proposition que, lorsqu'un organe a été atteint ainsi, il doit être surveillé ; et lorsqu'une maladie se déclare, on aura raison le plus souvent d'en rapporter la cause à la maladie antérieure. Le fait est démontré pour les arthrites infectieuses, aussi bien que pour les arthrites traumatiques ou autres. On a vu des petites filles avoir, pour une cause ou pour une autre, à l'âge de 8 ou 10 ans, une arthrite du genou et guérir, se marier à 20 ans et présenter bientôt une arthrite récidivante, et l'articulation malade qui, lors de la première atteinte, n'a pas suppuré, suppurer, au contraire, à cette récidive.

Obs. I.

Dans un cas, il s'agissait d'une femme entrée à l'hôpital pour une arthrite du genou droit, ayant atteint profondément la jointure, car l'examen clinique démontrait que les cartilages étaient certainement altérés. Cette affection remontait à deux mois à peu près : les premiers symptômes avaient commencé à l'occasion de sa dernière grossesse. En la pressant de questions, on apprenait que cette femme avait eu déjà une arthrite du même genou, il y a vingt ans, elle avait alors 23 ans ; à l'occasion de sa seconde grossese, elle était restée trois mois malade sans marcher, depuis lors elle avait conservé l'intégrité de son membre, bien que dans l'intervalle, elle ait eu trois enfants, et c'est à la sixième grossesse seulement que le genou s'était enflammé.

Nous avons insisté, à propos de l'anatomie pathologique, sur la fréquence de l'ankylose et particulièrement de l'ankylose fibreuse ; elle peut se produire très vite, mais surtout elle s'accompagne d'*atrophies musculaires* rapides qui augmentent l'impotence du membre, qui déforment même l'individu, si elles portent sur des groupes musculaires importants et nombreux. Rien de plus caractéristique à ce point de vue que l'observation d'arthrite blennorrhagique que nous rapportons plus loin (obs. Landouzy).

Ainsi que l'ont montré les travaux de M. Verneuil, ces atrophies musculaires jouent un rôle dans la production des luxations spontanées, au cours des fièvres graves et de ce qu'on appelait alors le rhumatisme aigu ; ce qui, pour un bon

nombre d'observations, n'est que des arthropathies infectieuses. Le déséquilibre entre les forces musculaires des différents groupes produit des positions vicieuses et finalement
la luxation, surtout lorsque les ligaments et les surfaces
articulaires sont plus ou moins altérés.

Lorsque la terminaison fatale se produit, elle n'est évidemment pas causée par la manifestation articulaire, mais
bien par les autres symptômes de l'affection.

Comme on le voit, il n'est pas possible d'établir le pronostic des arthropathies, au point de vue général ; quant
aux conséquences locales, nous pouvons dire qu'elles sont
toujours sérieuses et peuvent aller jusqu'à la destruction
complète de l'article.

CHAPITRE IV.

DIAGNOSTIC.

Pour étudier le diagnostic des arthrites infectieuses on
pourrait établir trois catégories, suivant : 1° que l'arthrite
semble le point de départ de la maladie ou du moins en
est le phénomène dominant; 2° l'arthrite est nettement
secondaire à une maladie générale bien reconnue; 3° l'arthrite est évoquée par l'infection sans qu'il soit possible de
la rattacher directement à la cause générale. Les études
de microbiologie restreignent tous les jours cette troisième
classe et la plupart du temps, suivant l'expression d'un de
nos maîtres, l'arthrite est monnaie de la maladie générale.

Devons-nous dire qu'il en est toujours ainsi, qu'à une
période quelconque de son évolution, une affection générale ne pourra pas donner lieu à une poussée rhumatismale?
évidemment non. Mais alors, il faudra, pour affirmer
l'origine rhumatismale, que le sujet présente des antécé-

dents héréditaires ou personnels, que la maladie prenne le caractère de polyarthrite aiguë à manifestations fugaces, sans tendances à la suppuration ou à l'ankylose, mais avec tendances aux lésions de l'endocarde.

Le diagnostic sera, dans ce cas, très difficile. La discussion pourrait être soulevée dans un grand nombre de cas que nous ne pouvons rapporter ici. Nous ne ferons que signaler deux observations dont le diagnostic ne pouvait être qu'hésitant. Dans l'observation III en particulier, il s'agissait d'une jeune fille, dont les antécédents rhumatismaux n'étaient pas très nets, et qui, dès le lendemain d'une opération d'enchondrome du cou, présentait différents phénomènes de rhumatisme subaigu, qui guérit sans atteindre profondément les jointures.

Obs. II, inédite. — Communiquée par M. Verneuil.

Au n° 28 de notre salle St-Louis est couché un homme de haute taille, bien constitué, bien bâti, exerçant la profession de tonnelier.

Cet homme est entré deux fois dans mon service. D'abord le 26 septembre dernier, pour une plaie contuse de l'index et du médius. L'index avait été fracturé, le médius portait une plaie contuse. Il resta un mois dans le service, et le 28 octobre, il sortit complètement guéri.

Quelques jours après, sous une influence que nous n'avons pu déterminer, notre malade prenait un mal de gorge. Les accidents du début furent assez intenses, et au troisième jour de l'affection, le 4 novembre, le cou était tuméfié. C'est seulement quinze jours après, que le malade entrait dans notre service.

La face était pâle, il avait l'air fatigué, l'inappétence était complète, le pouls fréquent; et, comme explication de ces symptômes, nous trouvions le cou énorme, un gonflement descendant jusqu'aux clavicules. La peau était rouge, œdématiée, la fluctuation manifeste.

Je diagnostiquai une adénite suppurée du cou. J'ouvris de suite la collection fluctuante, il en sortit un pus phlegmoneux. Le soulagement fut immédiat, le malade qui ne pouvait pas dormir depuis plusieurs jours repose parfaitement la nuit suivante.

Dès le surlendemain, un nouvel accident se manifestait. L'index, autrefois atteint, devenait rouge, gonflé, très douloureux, absolument comme au début d'un panaris profond. Cette circonstance m'étonna très peu. Je sais qu'une blessure guérie reste un *locus minoris resistentiæ* pour l'organisme, ce qui tient à ce que la réparation anatomique et physiologique n'est pas complète au point lésé.

Cet homme a un doigt écrasé, il guérit, puis survient une affection aiguë, fébrile, un phlegmon du cou ; ce malade est empoisonné, car il a la fièvre ; qu'arrive-t-il? C'est son doigt, *autrefois malade*, qui est d'abord attaqué, avant qu'aucune autre partie de l'organisme soit touchée. Je crus d'abord qu'il s'agissait d'une inflammation simple, d'un rhumatisme cicatriciel. Mais, le lendemain, le malade accusait du malaise, des douleurs vagues dans les membres, surtout au niveau des trochanters. La fièvre était assez vive, en même temps, les autres articulations métacarpo-phalangiennes, celles du poignet et du coude devenaient rouges, tuméfiées, douloureuses. Nous avions affaire à un rhumatisme généralisé.

Les jours suivants, l'endocarde même était atteint ; le malade accusait une violente douleur précordiale, on l'ausculte et on trouve un souffle au premier temps et à la pointe.

Aujourd'hui l'endocarde et les deux membres inférieurs sont pris. Nous avons affaire à un rhumatisme articulaire franchement aigu.

L'observation suivante est encore plus caractéristique.

Obs. III, inédite. — Communiquée par M. Verneuil.

Il s'agissait d'une jeune fille qui présentait un enchondrome de la glande sous-maxillaire associé à un goitre. Nous l'interrogeâmes avec le plus grand soin, il nous fut impossible de trouver chez elle aucune trace de rhumatisme.

Chez ses ascendants, sa mère seule présentait un symptôme imputable à la diathèse arthritique, elle suffoquait. Que cet accident soit dû à une affection cardiaque, à de l'emphysème ou à un asthme, on peut le rapporter au rhumatisme.

J'opérai cette malade et j'annonçai que nous n'aurions aucune complication. Le lendemain de l'opération, les urines présentaient un énorme dépôt d'urates, indice absolu du rhumatisme. En même temps, la malade accusait du malaise, elle était essoufflée. Je l'auscultai et je ui trouvai de la congestion pulmonaire généralisée comme elle existe chez les emphysémateux. Quelques ventouses et un ipéca eurent raison de ce petit accident ; mais cette fille n'en présentait pas moins un signe certain de rhumatisme.

Quelques jours après, elle se plaignait de douleurs dans le genou, l'articulation était sensible à la pression, les mouvements étaient douloureux ; ces phénomènes ne durèrent guère que quarante-huit heures, et la malade ne présenta plus aucun accident.

Chez cette femme, la blessure avait été bénigne, et cependant elle avait donné un coup de fouet à la diathèse qui s'était manifestée par des accidents du côté du poumon, du côté de la sécrétion urinaire, du côté des séreuses. Toutes ces atteintes ont, il est vrai, été très légères, mais elles n'en constituent pas moins des signes caractéristiques de l'arthritisme.

Il n'est pas nécessaire d'insister sur le diagnostic de la seconde catégorie : lorsque l'arthrite est franchement secondaire, on peut la séparer facilement du rhumatisme.

Ce diagnostic est, au contraire, très difficile dans les faits qui se rapportent à la première catégorie. Il faudra tenir compte des antécédents des sujets qui seront personnellement ou héréditairement indemnes de toute affection rhumatismale, de la marche de la température, de la fréquence ou même de la constance de l'albuminurie. Ces arthrites auront une grande tendance à la suppuration, ce qui n'existe guère dans le rhumatisme ; enfin l'action nulle, ou peu efficace, du salicylate de soude constitue une des particularités assez tranchées qui permet de faire le plus souvent le diagnostic. Lorsque l'examen microbiologique du liquide articulaire aura pu être fait, tous les doutes seront levés.

Dans ces derniers temps, on a appelé l'attention sur une forme particulière de douleurs rhumatoïdes accompagnées d'un état général plus ou moins sérieux et que M. A. Robin propose d'appeler le pseudo-rhumatisme de surmenage.

Pour M. A. Robin, le surmenage peut amener les manifestations rhumatoïdes. Déjà Trousseau, Monneret, Gubler, Peter, etc., avaient remarqué que les déterminations articulaires se produisaient surtout au niveau des jointures les plus fatiguées, et M. Besnier insiste encore sur ce fait dans l'article Rhumatisme, du *Dictionnaire encyclopédique*.

Mais dans ce cas, le surmenage aurait créé un état rhumatismal à lui seul, sans le secours du froid ou de la diathèse ; les arthrites n'ont pas eu le caractère ordinaire des arthrites rhumatismales ; la marche de la température, au début, présente de grandes oscillations de 37°,6 à 40°,4. Enfin, le salicylate de soude n'a pas eu d'action. M. Robin rapproche ces observations de certains faits de la thèse de Carrieu et des constatations de la médecine vétérinaire.

Pour expliquer cette action élective, il croit que le surmenage entraîne un vice dans les échanges généraux ; et, d'autre part, une altération locale de la nutrition articulaire créant un lieu de moindre résistance dans les articles surmenés.

Il ne nous semble pas qu'il soit possible, vu le petit nombre d'observations, d'établir un diagnostic entre ce pseudo-rhumatisme du surmenage et les arthropathies infectieuses primitives que nous décrivons. C'est seulement l'absence de suppuration et la bénignité relative du pronostic qui donnent une physionomie clinique différente.

—————

CHAPITRE V.

PATHOGÉNIE.

Pouvons-nous, étant donnée l'étude clinique et anatomo-pathologique des arthrites infectieuses que nous venons de faire, les interpréter dans leurs causes et établir une pathogénie rationnelle ?

Les notions les plus complètes que nous avons sur ce sujet ont trait, pour la plupart, à l'histoire de l'infection purulente. Nous ne pouvons pas rappeler ici toutes les discussions auxquelles ont donné lieu ces différentes questions depuis une soixantaine d'années. Disons seulement que, pour arriver à constituer des foyers articulaires, l'agent infectieux, quel qu'il soit, doit traverser plusieurs phases, et l'on doit considérer séparément sa pénétration, son cheminement, sa localisation.

Il y a peu de temps encore, on admettait comme cause essentielle de la pyohémie la pénétration du pus en nature dans le système vasculaire (Boerhaave, Hunter, Gaspard,

Castelnau, Billroth, etc.). Plus près de nous se placent les théories toxhémiques, l'empoisonnement du sang, consécutif aux traumatismes accidentels ou chirurgicaux, et, parmi ces théories, celle des miasmes, défendue avec tant d'autorité par **M. A. Guérin**. Enfin vient la théorie généralement admise aujourd'hui, qui n'est qu'une confirmation de la précédente ; elle attribue aux germes vivants contenus dans l'air l'influence prépondérante dans la production des septicémies en général et de la pyohémie en particulier (Pasteur, Lister, Coze, Feltz, Davaine, etc.). Les micro-organismes de la pyohémie sont aujourd'hui bien connus et paraissent définitivement classés (Rosenbach) ; nous en reparlerons plus tard.

On n'admet plus aujourd'hui l'idée de la métastase, c'est-à-dire de l'abcès formé par la suppression d'un foyer purulent en un point plus ou moins éloigné : les théories vitalistes de Tessier, de Chauffard, qui faisaient intervenir l'infection spontanée du sang, paraissent définitivement repoussées. De nombreuses hypothèses ont été admises et rejetées tour à tour : la production de la phlébite (Hunter, Cruveilhier, Dance), la thrombose et les embolies septiques de Virchow, les embolies graisseuses (Wagner, Gosselin) ont été soutenues. La barrière qui s'oppose à l'absorption de l'agent infectieux à la surface des plaies peut être levée soit spontanément sous l'influence de causes mal connues, soit par suite d'une exploration intempestive, d'un pansement mal fait (Verneuil).

Ces différentes théories paraissent aujourd'hui devoir être remplacées par l'hypothèse de microbes pathogènes qui infiltreraient les leucocytes et pénétreraient dans les vaisseaux après la désorganisation de la membrane granuleuse, après ouverture des vaisseaux, ou à travers les parois des veinules ou des lymphatiques. Arrivés au cœur, ils sont lancés dans le poumon, où ils forment les infarctus si fréquents, pénètrent dans la grande circulation et vont s'arrêter dans les capillaires les plus fins. Ces globules

blancs s'accumlent et forment par la pullulation des bactéries et l'envahissement des vaisseaux voisins un abcès
métastatique ou une collection purulente dans une séreuse.
A côté de cette pénétration par une plaie plus ou moins
large, on tend aujourd'hui à admettre la pénétration des
microbes dans le sang à travers les muqueuses respiratoires, digestives. C'est ainsi qu'il faudrait expliquer ces
cas de pyohémie dite spontanée ou médicale.

Pour comprendre les abcès articulaires et leur formation si rapide, il faut faire intervenir non seulement une
diapédèse très active (Conheim), mais aussi une véritable inflammation suraiguë de la synoviale (Cornil et Ranvier, etc.).
Mais pourquoi existe-t-il une localisation articulaire, une
plus grande fréquence, au niveau de certaines jointures
comme le genou? Ces causes déterminantes pourraient être
recherchées dans l'action des agents extérieurs et en particulier dans le refroidissement et dans le traumatisme.
On sait que, par une expérience justement célèbre, Max
Schüller produit une tumeur blanche en contusionnant
une jointure d'un animal rendu tuberculeux. Il serait
extrêmement intéressant de refaire cette expérience, non
seulement pour la pyohémie, mais aussi pour tous les états
infectieux. On pourrait ainsi, très probablement, éclairer
d'un grand jour les points encore obscurs des arthropathies infectieuses; peut-être retrouverait-on dans les articulations lésées le microbe spécifique. C'est là un point
que nous ne pouvons que signaler, car malgré tout l'intérêt que présentait cette étude, le temps matériel nous a
manqué pour tenter les expérimentations nécessaires sur
les animaux.

Raisonnant par analogie, il faut penser que les déterminations articulaires des autres maladies infectieuses relèvent d'une sorte de septicémie, variable suivant les cas.
L'agent infectieux, qui a adultéré l'économie en prenant
domicile dans le sang, viendra se localiser sous forme de
thrombose, d'embolie ou de colonie microbienne.

Le retentissement articulaire, symptomatique, se fera sous cette influence , de même que l'agent infectieux de la pyohémie fait des infarctus ou des abcès métastatiques, que celui de la rougeole fait des déterminations catarrhales bronchiques, et le virus dothiénentérique des ulcérations des plaques de Peyer.

Tous les auteurs sont loin d'admettre cette spécificité des manifestations articulaires, quelques-uns pensent qu'elles relèvent toutes de l'infection purulente. C'est l'opinion soutenue par Lasègue qui considérait l'arthrite blennorrhagique, par exemple , comme d'origine pyohémique : « Les arthrites chirurgicales, dit-il, sont bien souvent déterminées par des infections purulentes d'une extrême gravité. Ne peut-on pas soupçonner comme cause des arthrites médicales des pyohémies d'intensité moindre, des pyohémies au petit pied? C'est au cours ou au déclin de ces états morbides que nous voyons éclater une arthrite?..... Il faut y reconnaître une relation de cause à effet et rapprochant ces cas fréquents, des pyohémies chirurgicales, y voir une manifestation articulaire de l'infection purulente. »

Cette théorie est victorieusement combattue par la découverte du bacille spécifique dans le liquide articulaire, par sa culture et par la reproduction de la maladie primitive pour un certain nombre d'états infectieux. Malheureusement nous avons vu que cette démonstration manque très souvent. Du reste il semble que les maladies infectieuses sont très variables dans leurs manifestations articulaires; très fréquentes dans les unes, les arthropathies sont exceptionnelles dans les autres. On pourrait dire, à ce point de vue, que les microbes se divisent en arthrophiles et en arthrophobes.

D'autre part, au déclin des maladies infectieuses, comme le disait Lasègue, les arthrites sont souvent suppurées et graves. On ne trouve dans le liquide que les organismes ordinaires de la suppuration. De là est née une conception nouvelle qui paraît avoir de plus en plus de faveur, c'est qu'il pourrait exister des doubles infections. Une maladie générale, parasitaire, pourrait mettre l'organisme dans des conditions telles qu'il deviendrait un milieu de culture pour des infections secondaires. Un exemple est tiré de la blennorrhagie. L'arthrite spécifique, *gonococcique*, semble aujourd'hui nettement demontrée et cependant elle est rarement suppurée. A côté de cette arthropathie spécifique n'a-t-on pas démontré, sous l'influence d'une débilitation quelconque, la production de pyarthrites se terminant par la mort avec tout le cortège des phénomènes pyohémiques (Martin, de Vevey)? Pareils faits se passent dans la fièvre typhoïde, la puerpéralité.

En somme, de la lecture des nombreuses observations, que nous avons étudiées avec soin, il nous semblerait résulter, au point de vue pathogénique : 1° qu'il existe des arthrites infectieuses spécifiques relevant directement de l'état général, démontrées par la clinique et par la bactériologie ; 2° qu'à côté de la pyohémie chirurgicale franche qui tend de plus en plus à disparaître, il existe beaucoup de formes atténuées ; dans cette classe rentre peut-être ce qu'on a appelé la pyohémie médicale ; 3° qu'au déclin des maladies infectieuses, surtout avec foyers purulents, il existe des infections secondaires, préparées par l'état général, et de nature pyohémique (1).

(1) Dans la séance du 24 mai 1886, alors que ce travail était entièrement composé, M. Jaccoud a présenté à l'Académie des sciences une note qui confirme ce que nous avançons. Dans deux cas il a vu la pneumonie, arrêtée dans sa résolution, aboutir à la formation du pus dans le poumon ; de ce foyer initial les agents pyogènes pénètrent dans le sang et déterminent, en un plus ou moins grand nombre de points, des suppurations de même nature.

CHAPITRE VI.

Cette étude nécessiterait, pour être complète, des développements que nous ne pouvons donner ici. Nous nous contenterons d'en tracer les lignes principales.

Contre toute manifestation infectieuse, on doit se proposer d'abord d'empêcher la pénétration de l'agent infectieux, ensuite de le combattre ou de le rendre impuissant lorsqu'il a pénétré dans l'économie ; en dernier lieu, de remédier, autant que possible, aux diverses lésions locales qu'il a produites. Les deux premières parties répondent au traitement général, la troisième, au traitement local.

1° *Traitement général*. — Avant tout il faut essayer de prévenir l'infection. En chirurgie, on est bien près d'atteindre ce but, grâce aux méthodes antiseptiques : pansement ouaté de A. Guérin, méthode de Lister, bains antiseptiques de Verneuil, etc. Ces résultats sont plus probants si c'est possible dans la pratique obstétricale, grâce aux travaux de M. le professeur Tarnier, Pinard, etc.

En médecine, les idées de pathologie générale ont conduit divers auteurs à créer une sorte d'antisepsie médicale, analogue, dans ses principes, à l'antisepsie chirurgicale. C'est le professeur Bouchard qui en a donné le premier la formule et a montré son action efficace dans un certain nombre de cas. Tout récemment un travail important a été fait sur ce sujet par M. Lemoine (Thèse d'agrég. méd., Paris, 1886). Il a montré qu'à l'état de santé la seule prophylaxie contre les états infectieux se réduisait : 1° à stériliser le milieu intérieur et le rendre impropre à la pullulation des organismes vivants ; 2° à vacciner, c'est-à-dire à créer pour certaines maladies une immunité plus ou moins durable. Pour appliquer l'antisepsie aux milieux intérieurs, il faudrait choisir un agent ayant le minimum d'action perturbatrice sur l'économie, en même temps qu'un maximum d'action toxique sur l'organisme infectant. Rappelons que ces antiseptiques, au sens précis du mot, sont peu nombreux ; on ne connaît guère que la quinine, le mercure, peut-être l'acide salicylique, phénique, la créosote, etc.

Depuis longtemps d'ailleurs ces principes avaient été appliqués dans les infections chirurgicales et l'on sait les bons effets obtenus, au moyen du sulfate de quinine, par M. A. Guérin contre la pyohémie.

Le traitement général doit consister encore à soutenir les forces des malades par l'alcool, les toniques qui lui permettent de résister victorieusement à l'envahissement et à la pullulation des agents infectieux.

2° *Traitement local.* — L'agent infectieux a jeté son dévolu sur une jointure; l'arthrite est produite. Voyons ce qu'il y a à faire. Inutile d'insister sur les traitements médicaux : émollients, vésicatoires, sangsues, etc. Il faut se souvenir que ces lésions sont rapidement graves et qu'il faut agir avec énergie.

Le traitement *chirurgical* de ces arthrites comprendra plusieurs indications. Il faudra placer le membre dans l'immobilité et le maintenir dans une bonne position. Bonnet, depuis longtemps, a donné les règles qu'il fallait suivre en pareil cas pour chaque articulation. Il faut mettre le coude à angle droit, le genou dans une extension modérée, et ainsi de suite.

L'*immobilisation* des jointures malades donne en pareil cas les résultats les plus satisfaisants. Les douleurs cessent, le gonflement diminue; que l'on applique un bandage ouaté, silicaté, plâtré ou même la simple gouttière en fils de fer. Dès que le membre n'exécute aucun mouvement, dès qu'il est maintenu dans une température constante, dès que les jointures voisines sont immobi-

lisées, les douleurs s'amendent et même cessent complètement.

Nous avons vu que parmi les arthrites infectieuses,
celles du moins qui, par leur gravité, nécessitaient une
intervention chirurgicale, il fallait distinguer les arthrites
plastiques ankylosantes des arthrites avec épanchement
abondant. Dans le premier cas, ce que l'on a à craindre
c'est surtout la raideur articulaire très précoce, aussi
beaucoup de chirurgiens ont conseillé de mobiliser l'article au déclin de l'inflammation. Quand les douleurs
ont disparu, que la fièvre a cédé, que la tuméfaction est
moindre, il faut s'occuper de mobiliser méthodiquement
l'articulation, afin de prévenir l'ankylose (Ollier). La plus
grande prudence doit guider le chirurgien en pareil cas,
car on risquerait de ramener l'inflammation en voulant
aller trop vite. Nous ne pouvons que rappeler les discussions si intéressantes de la *Société de chirurgie* à propos
de cette question de pratique.

Si le processus amène un épanchement abondant, ne se
résorbant pas, on est conduit à employer diverses méthodes. La *ponction simple*, qui sera faite au moyen des
trocarts aspirateurs de Dieulafoy ou de Potain, en ayant
la précaution de bien antiseptiser la canule et de faire
une occlusion parfaite.

Le liquide que l'on retire est rarement limpide, clair;
il est le plus souvent louche, contient de nombreux leucocytes, aussi conseille-t-on, étant donnée la nature infectieuse de la maladie, de faire suivre la ponction d'une
injection antiseptique. On a employé à cet effet les solu-
tions fortes d'acide phénique. Voigt injecte dans les
articulations atteintes, après avoir soustrait une petite
quantité de liquide, une solution de sublimé dont voici
la formule :

<pre>
Sublimé. . . . .   0,10 centigrammes.
Chl. de sodium   1   gramme.
Eau distillée   50   —
</pre>

Il répète l'injection tous les deux ou trois jours. Dans un cas que nous rapportons plus loin, M. Bouchard a employé l'iodoforme de la façon suivante : Il fait une solution éthéro-alcoolique d'iodoforme qu'il précipite par l'eau ; il lave le précipité et le recueille avec une faible quantité de liquide. On obtient ainsi un mélange contenant en suspension de la poudre d'iodoforme très divisée et cette sorte de boue iodoformée pénètre très facilement par les canules moyennes de l'appareil Potain.

S'agit-il d'une arthrite infectieuse suppurée, on pourra à la rigueur faire une ponction qui servira en même temps à confirmer le diagnostic, si on avait quelque doute. Il vaudra mieux en arriver d'emblée à *l'arthrotomie* qui donne les meilleurs résultats. La jointure sera largement ouverte, la synoviale sera lavée antiseptiquement et dé-barrassée de tous les flocons adhérents qui restent dans les culs-de-sac synoviaux. Bien entendu le traitement consé-cutif consistera dans un drainage parfait et dans tous les soins ordinaires de l'antisepsie la plus rigoureuse. Ces moyens ne réussissent pas seulement dans les arthrites sup-purées simples, mais aussi dans les abcès articulaires de l'infection purulente. On sera autorisé à faire l'arthrotomie à condition qu'il n'y ait pas d'abcès métastatiques viscé-raux (Gosselin).

Du reste, la rapidité d'évolution des arthrites infec-tieuses suppurées fait que presque toujours la collection purulente a dépassé la synoviale et s'est répandue dans les gaines musculaires ou le tissu cellulaire sous-cutané. Lorsqu'on est appelé à ouvrir cette collection purulente on arrive, par un trajet sinueux, sur les surfaces articulaires dont les cartilages sont érodés. Il est nécessaire de faire quelquefois des contre-ouvertures, des incisions assez larges pour désinfecter toute la jointure.

Lorsque les désordres articulaires sont très considé-rables, les indications de la résection peuvent se poser. M. Ollier, dans le *Dictionnaire encyclopédique*, conseille presque la résection ou l'amputation du membre, si les désordres sont trop étendus, surtout au membre inférieur dès que l'état de l'articulation a été constaté. Il nous semble qu'on doit être très réservé à ce point de vue et tenir compte surtout de l'état général des sujets.

Des indications spéciales sont encore fournies par les conséquences tardives des arthrites infectieuses. Nous avons vu que l'ankylose était une des conséquences les plus sérieuses et qu'on devait employer tous les moyens pour la prévenir. Si malgré tout, elle s'est produite, surtout dans une position vicieuse, on pourra tenter la *mobilisation* soit progressive, soit forcée sous le chloroforme. Cette mobilisation présente de graves dangers même lorsqu'elle est employée plusieurs mois après la guérison. Dans un cas d'ankylose du genou, consécutive à une arthrite survenue au cours de la fièvre typhoïde, les tentatives de mobilisation forcée donnèrent lieu à une arthrite suppurée.

Les luxations spontanées qui s'accompagnent le plus souvent d'altérations profondes des surfaces articulaires sont très difficiles à réduire et davantage encore à maintenir réduites. C'est l'extension continue qui donne les meilleurs résultats; on a pu quelquefois obtenir la réduction ou du moins une position du membre qui a permis son fonctionnement à peu près normal.

Quant aux atrophies musculaires quelquefois considérables qui accompagnent ces arthrites, elles nécessitent l'emploi de l'électricité, du massage, d'une gymnastique appropriée, etc.

DEUXIÈME PARTIE

DES ARTHRITES INFECTIEUSES EN PARTICULIER

Une des plus grandes difficultés dans l'étude des arthrites infectieuses c'est de les classer suivant un ordre bien défini. En effet, si on s'adresse à l'examen bactériologique des éléments contenus dans la jointure, on répond évidemment au desideratum des études contemporaines, mais on s'aperçoit qu'il n'y a qu'un très petit nombre d'arthrites qui présentent des caractères suffisamment nets pour mériter cette épithète ; nous ne sommes peut-être pas éloignés du moment où on décrira des arthrites gonococciques, pneumococciques, etc., etc., mais cette heure n'est pas venue.

S'applique-t-on, au contraire, à les grouper suivant les types cliniques, on remarque bientôt que certaines arthrites échappent à toute classification : dans l'état actuel de la science, il est évident que quelques faits doivent être considérés comme des observations d'attente, dont il est impossible de reconnaître l'essence et auxquelles s'applique bien l'expression de maladies innommées au point de vue étiologique et pathogénique (Landouzy). Nous ne citerons, comme exemple, que le pseudo-rhumatisme infectieux.

Les notions de marche, de lésions plus ou moins considérables, de tendance variable à la suppuration ne pourraient pas nous servir davantage. Dans la fièvre typhoïde, dans la blennorrhagie et dans bien d'autres affections nous pourrons avoir de simples hydarthroses, des arthrites plastiques ankylosantes ou des arthrites suppurées, suivant une foule de circonstances que nous aurons à passer en revue.

Il ne nous semble donc pas possible d'établir une classification définitive des arthrites infectieuses ; nous nous contenterons, suivant une distinction un peu spécieuse de Lasègue, d'un simple classement provisoire qui rapprochera entre eux les états similaires et laissera la porte ouverte aux nouvelles acquisitions.

Nous placerons, comme en-tête de chaque chapitre, les faits les plus connus et les mieux démontrés, et nous grouperons autour d'eux les cas, plus ou moins rares, qui paraissent s'en rapprocher par quelque analogie clinique. Ceci étant établi, voici dans quel ordre nous étudierons les arthrites infectieuses en particulier :

I. — Pyohémie chirurgicale et médicale, dite spontanée. — Ostéomyélite. — Angines septiques ou infectieuses non diphthéritiques. — Lymphangites. — Kystes hydatiques.

II. — Blennorrhagie. — Maladies des organes génito-urinaires. — Puerpéralité.

III. — Morve, farcin. — Charbon.

IV. — Pneumonie. — Erysipèle. — Méningite cérébro-spinale.

V. — Scarlatine. — Variole. — Rougeole. — Diphthérie. — Oreillons. — Erythème polymorphe.

VI. — Fièvre typhoïde. — Dysentérie. — Choléra. — Fièvres intermittentes.

VII. — Pseudo-rhumatisme infectieux. — Endocardite ulcéreuse.

VIII. — Syphilis.

CHAPITRE PREMIER.

I. — PYOHÉMIE.

Dans la première partie de ce travail, nous avons essayé de montrer les relations nombreuses que les états infectieux présentent avec la pyohémie. Quelques auteurs pensent même que toutes les arthropathies suppurées dépendent d'une infection purulente plus ou moins atténuée. Sans aller aussi loin, nous aurons, chemin faisant, dans les chapitres qui suivent, à démontrer ses relations directes. Aussi, dans cette étude clinique, nous serons extrêmement bref, d'autant plus que nous n'avons aucunement l'intention d'entrer dans des discussions théoriques sur cette grande question.

Nous prendrons le mot d'infection purulente dans son sens le plus large et nous étudierons non seulement la pyohémie chirurgicale, que l'on ne rencontre plus guère dans ses manifestations rapidement fatales, mais aussi ces pyohémies atténuées, pour ainsi dire médicales, spontanées même, qui sont niées par quelques auteurs, mais dont l'existence paraît suffisamment démontrée, réserves faites pour leur explication pathogénique.

§1. *Pyohémie chirurgicale.* — On connaît les symptômes de cette terrible complication des plaies. A une période plus ou moins avancée de la cicatrisation, on voit survenir des prodromes généraux graves, facies subictérique, amaigrissement rapide, affaiblissement; bientôt le malade est pris d'un violent frisson et d'une fièvre qui peut aller jusqu'à 40 et même 41 degrés. Cés signes généraux ont permis à quelques auteurs de désigner cette complication des plaies sous le nom de typhus chirur-

gical (A. Guérin) ; en même temps une sécheresse particulière de la plaie, un état blafard des bourgeons charnus,
une fétidité particulière confirment l'apparition de l'infection purulente. Puis, de nouveaux accès intermittents
se produisent, on voit survenir des hémorrhagies secondaires et, au bout de quelque temps, les collections de pus
apparaissent dans les séreuses viscérales ou articulaires,
dans le tissu cellulaire, dans les parenchymes.

La douleur peut en être le premier phénomène. Souvent
elle siège à l'épaule, presque aussi fréquemment au genou,
plus rarement au coude et dans les autres articulations du
corps. Au bout de très peu de temps, de quelques heures,
on peut sentir manifestement la fluctuation. Si ces abcès
s'annoncent parfois par une douleur assez vive, il arrive
plus souvent que les malades ne ressentent que de la gêne au
niveau de la jointure atteinte, de telle sorte qu'on a pu
admettre de véritables épanchements purulents d'emblée.
Bientôt d'ailleurs ceux-ci deviennent extrêmement abon-
dants, distendent la synoviale, faisant disparaître les saillies
et les méplats extérieurs, doublant, en quelques heures, le
volume d'un genou. Ces collections purulentes finissent
par rompre la capsule articulaire et s'épancher dans le
tissu cellulaire voisin ou dans les gaines musculaires.
Mais l'état général est de plus en plus grave, dominant
beaucoup ces lésions métastatiques, enfin la scène se
termine rapidement par la mort, au milieu des complications viscérales.

A l'autopsie des malades morts dans ces conditions, on
peut retrouver du pus en nature dans la plupart des
grandes articulations. Mais ce qu'il y a de remarquable,
c'est que les parties constituantes de la jointure n'offrent
pas d'altérations bien marquées. On a été jusqu'à dire que
le pus pouvait être versé sans altérations préalables. Avec
MM. Richet, Ollier et la plupart des auteurs actuels, on
doit admettre que la formation du pus est toujours précédée
par une inflammation de la synoviale caractérisée par une

vascularisation et un état chémosique de cette membrane. Si l'on n'observe pas plus souvent d'altérations profondes des surfaces articulaires, des cartilages ou des ligaments, c'est que la marche de l'affection est trop rapide pour qu'elles puissent se produire.

Les abcès articulaires, comme les infarctus viscéraux, contiennent une masse de microbes dont les principaux sont : le staphylococcus, albus et aureus, le micrococcus tenuis (Rosenbach) et surtout le streptococcus pyogenus caractérisé par sa forme en chapelet. Ces différents microorganismes cultivés et inoculés dans le tissu cellulaire donnent lieu à des suppurations; injectés dans le sang, ils entraînent tous les signes de l'infection purulente.

Mais ce type complet de la pyohémie chirurgicale tend de plus en plus à disparaître, grâce aux nouvelles méthodes antiseptiques, grâce aux précautions prises pour éviter les effets de l'encombrement. Bientôt peut-être les chirurgiens ne la connaîtront plus que de nom ; déjà les cas sont devenus assez rares pour que l'on ait beaucoup de peine à se procurer du pus d'abcès métastatiques pour étudier les conséquences de son action sur un organisme sain (A. Guérin).

Pyohémie médicale, dite spontanée. — On a cherché à établir un nouveau cadre nosologique pour les affections qui ne proviennent pas de la contamination d'une plaie et qui cependant se rapprochent cliniquement de l'infection purulente, et, en tous cas, se manifestent par des collections purulentes dans les jointures.

J.-P. Teissier, dans une série de mémoires et dans les thèses de ses élèves, Dufresne, Mathieu, Frestier, réunit les divers faits caractérisés par des suppurations multiples, et, les rapprochant de l'infection purulente chirurgicale, il les attribue à une *diathèse purulente*. Le mot était mauvais, mais les idées furent admises par quelques auteurs sous le nom d'infection purulente pri-

mitive ou de pyohémie spontanée. Déjà, en 1857, Wunderlich faisait remarquer que le fait n'était pas contestable
et il rapportait plusieurs observations dont deux surtout
sont très nettes (III et V). Depuis cette époque, Coulson
en Angleterre, M. Raynaud, Servier, admettent cette
opinion ; mais c'est surtout M. Verneuil qui l'a défendue
dans la thèse de son élève Donnec.

En 1871, M. Quinquaud, sous le nom de maladie arthrito-
phlegmoneuse, étudiait une affection caractérisée par des
suppurations multiples des jointures et du tissu cellulaire
et arrivait aux conclusions suivantes : « Il existe une maladie à physionomie spéciale caractérisée par des lésions
articulaires et phlegmoneuses qui ont entre elles de grandes
analogies, je propose de la désigner sous le nom de maladie arthrito-phlegmoneuse. Elle comprend trois formes : la
forme *arthrito-phlegmoneuse*, qui est caractérisée par un
mouvement fébrile modéré, des arthrites suraiguës et suppurées avec destruction rapide des cartilages et ostéite
épiphysaire, par des plaques indurées et suppurées en
certains points, plaques qui rappellent par leur aspect
celui des phlegmons diffus, et qui se développent dans le
tissu cellulaire sous-cutané. La forme *arthritique* est
constituée par des arthrites aiguës suppurées et des
phlegmons du tissu connectif circumarticulaire avec ou
sans rupture de la capsule ; quelquefois on observe des
lésions suppuratives dans les séreuses splanchniques.
Enfin la forme *phlegmoneuse*, qui est accusée par une
inflammation suppurative du tissu cellulaire périarticulaire sans lésion des jointures ; la suppuration peut envahir les gaines musculaires voisines. Cette maladie est
distincte du rhumatisme et semble se développer sous
l'influence des fatigues excessives, de certains traumatismes, de brûlures, parfois même la cause reste inconnue.

Obs. IV. Mémoire de Quinquaud. (Résumée.)

Dans son observation principale, il s'agissait d'un homme robuste, très bien portant, n'ayant aucun antécédent rhumatismal, n'ayant jamais eu de maladie spécifique ou constitutionnelle, il éprouve un jour une frayeur excessive, se brûle l'avant-bras droit, se fatigue pour éteindre un incendie et voit le lendemain éclater les symptômes de la maladie ; il frissonne violemment pendant au moins une heure ; il vomit, éprouve du malaise, en un mot il a le début des maladies aiguës fébriles ; en même temps surviennent des phénomènes articulaires qui simulent un rhumatisme aigu ; le coude droit, les deux articulations tibio-tarsiennes, les articulations phalangiennes, l'épaule du même côté sont pris successivement de douleurs vives, de gonflement, de rougeur. En même temps on constate à la malléole interne, au coude gauche, puis à l'avant-bras droit, des plaques rouges, indurées, douloureuses ; quelques-unes d'entre elles se ramollissent, suppurent. Les phénomènes généraux, d'abord d'intensité moyenne, s'aggravent rapidement, la température monte à 39°5 ; une eschare se forme au sacrum, il est pris de subdélirium et il succombe rapidement. A l'autopsie, on trouve des arthrites suppurées multiples avec destruction complète des cartilages, des ostéites épiphysaires; dans certains points le pus a rompu la synoviale et s'est répandu dans le tissu cellulaire voisin et dans les gaines des muscles.

Ne pourrait-on pas faire rentrer cette observation dans l'ordre des pyohémies que nous étudions? Elle présente quelques analogies avec certains faits de la thèse de Donnec, avec les observations plus récentes d'abcès multiples, publiées par A. Broca, Baréty, etc., avec les cas rapportés dans la thèse de Martin (1885) et observés par M. Peyrot. Cependant un assez grand nombre de chirurgiens se refusent à admettre cette pyohémie spontanée ; parmi eux, nous citerons M. A. Guérin. Il repousse surtout l'opinion de Chauffard qui croyait, non pas à une infection venue du dehors, mais « à une disposition universelle à la purulence existant dans l'ensemble des humeurs et des tissus du pyohémique; elle est une maladie conçue et née dans les profondeurs vivantes de l'économie. » Pour M. Guérin, l'infection purulente ne peut se faire que par l'absorption de corpuscules animés de l'air à la surface d'une plaie. Les membranes muqueuses, bronchiques ou autres, comme la ouate, sont des philtres qui s'opposent à la pénétration des microbes dans l'organisme. Ne pourrait-on pas admettre que, dans un certain nombre de circonstances, la porte d'entrée peut être très minime, soit une éraillure plus ou moins légère de la surface muqueuse, soit une collection purulente peu importante. La pénétration des principes infectieux une fois faite, ceux-ci se développent sous l'influence d'une déchéance quelconque de l'état général, surmenage, alcoolisme, refroidissement.

La porte d'entrée de l'infection purulente peut être extrêmement petite, insignifiante. En 1883, dans la *Revue de Chirurgie*, M. Tuffier a publié un cas de pyohémie sporadique dans lequel on voit une affection utérine sans gravité, traitée par des cautérisations très superficielles au thermocautère être suivie d'infection purulente rapidement mortelle. Rien, ni dans le pansement rigoureusement antiseptique, ni dans les conditions mésologiques, ne pouvait expliquer cette complication.

D'autres observations démontrent que le point de départ de la suppuration peut être suffisamment caché pour qu'il passe complètement inaperçu pendant la vie ; en voici un exemple :

Obs. V. — Communiquée par M. Richardière. (Résumée.)

X..., femme, 40 ans, entrée janvier 1885. Service de M. le professeur Peter.

Au moment de son entrée à l'hôpital, cette femme était en proie à une fièvre intense. La température variait entre 39° et 40°. Le pouls était rapide, irrégulier. La teinte des téguments jaune bistre. Les urines renfermaient une quantité considérable d'albumine. La malade se plaignait de point de côté, de toux et d'oppression. L'auscultation faisait entendre un souffle tubaire et des râles souscrépitants aux deux bases pulmonaires, en arrière. Il existait une tuméfaction considérable du genou gauche avec empâtement douloureux et rougeur érysipélateuse des téguments péri-articulaires. Le cou-de-pied du même côté était également rouge et tuméfié.

Le diagnostic porté fut celui de pseudo-rhumatisme infectieux. La porte d'entrée de l'infection restait inconnue. La malade n'était pas enceinte et n'avait pas fait de fausse couche. Elle n'avait aucune plaie extérieure. Le cœur ne présentait pas de souffle révélateur d'une endocardite infectieuse. Les accidents remontaient à quinze jours et avaient débuté par un point de côté à gauche. L'arthrite du genou avait suivi.

La tuméfaction du genou gauche fit bientôt des progrès sensibles. Quand il fut évident qu'il s'était formé du pus, le Dr G. Marchant, chef de clinique de la Faculté, fit une incision qui donna issue à une grande quantité de liquide purulent. Cette incision amena un soulagement momentané. Mais les phénomènes généraux s'aggravèrent de jour en jour et la malade finit par succomber.

A l'autopsie, on trouva les lésions d'une broncho-pneumonie double, un infarctus en voie de ramollissement du rein droit. L'endocarde était absolument sain. L'articulation du genou était pleine de pus ; celle du cou-de-pied renfermait du liquide de même nature. Les synoviales de ces deux articulations étaient rouges, congestionnées, non ulcérées. Les cartilages étaient sains.

Dans l'abdomen, l'ovaire droit portait un petit kyste de la grosseur d'une noix. Ce kyste, après ouverture, laissa échapper du liquide purulent. Les autres organes abdominaux n'offrirent pas de lésion appréciable.

La conclusion qui parut s'imposer fut que la suppuration du kyste ovarique était la première en date et qu'elle avait été le point de départ des phénomènes d'infection purulente présentés par la malade.

Ce qui permettrait encore de rapprocher ces états de l'infection purulente chirurgicale, c'est qu'on n'a jamais trouvé dans le pus, venant des abcès articulaires comme des collections sous-cutanées, que des bacilles vulgaires de la suppuration et que l'inoculation n'a jamais donné lieu qu'à de l'infection purulente. Si cette conception était admise, il n'est pas douteux qu'il faudrait retrancher un certain nombre d'observations, classées sous le vocable de pseudo-rhumatisme infectieux, et les faire rentrer dans cette variété de pyohémie spontanée. Mais il faut bien s'entendre sur cette expression, qui n'éloigne pas l'idée d'infection de l'organisme par un produit venu du dehors

et dont la voie de pénétration nous échappe. Il y aurait
là quelque chose d'analogue à l'infection de l'érysipèle,
dit spontané, de la face dont il n'est pas toujours possible
de trouver la porte d'entrée.

II. — OSTÉOMYÉLITE.

L'ostéomyélite aiguë, caractérisée par l'inflammation
suppurative diffuse de toutes les parties de l'os, périoste,
moelle, tissu spongieux et tissu compact, est une affection
éminemment infectieuse. Son origine microbienne a été
démontrée par les travaux de Pasteur sur un malade de
M. Lannelongue. Sa description et l'assimilation qu'il avait
faite de ce microbe avec celui des furoncles ont été vérifiées
par tous les observateurs. Il est connu aujourd'hui sous le
nom de staphylococcus aureus et a été cultivé par Ogston,
Rosenbach, Fedor Krause, etc.

Les arthropathies que l'on observe au cours de cette affection peuvent être d'origines bien différentes. On peut
rencontrer, et c'est le cas le plus fréquent, des arthrites à
une période peu avancée du début si l'affection a pour
siège initial une épiphyse, dont les rapports avec la synoviale
sont très étendus. L'épanchement est alors purulent d'emblée et le pus, qui est versé dans la cavité synoviale, pénètre
par rupture des parties molles, quelquefois par altération
du squelette, ulcération du cartilage diarthrodial. Aussi
aura-t-on certaines régions plus particulièrement prédisposées à ces arthrites : l'épaule, le genou (Sezary).

Dans d'autres cas l'arthrite tiendra à une véritable inflammation de voisinage. Il est évident que, pour les os
courts en particulier, il est bien difficile que, même sans
épanchement de pus, les jointures ne s'enflamment pas
sous l'influence de l'ostéomyélite, qui envahit d'emblée
toutes les parties constituantes de l'os. Ce sont des arthropathies secondaires.

L'arthrite, qui se produirait dès les premiers moments, coïnciderait et marcherait de front avec le gonflement précurseur de l'abcès périostique, ne semble pas avoir
été observée ; M. Lannelongue n'en cite pas d'exemples
pour les os longs. C'est la seule qui pourrait dépendre directement de l'infection primitive.

En revanche, on a observé, comme épiphénomène, des
arthrites relevant directement de l'infection purulente et
pouvant siéger en un point très éloigné de la lésion osseuse
(Lannelongue, communication orale) ; celles-ci n'ont rien
de spécial et se présentent avec tous les caractères que
nous avons donnés précédemment.

III. — ANGINES SEPTIQUES.

Depuis quelques années, les auteurs tendent à admettre
une forme particulièrement grave de manifestations an-
gineuses qui peuvent rapidement déterminer la mort en
donnant lieu à une véritable intoxication septique. MM. Verneuil, Landouzy ont rapporté des observations intéressantes à ce sujet et ont remarqué entre autres les relations
avec les manifestations articulaires ou rénales.

Nous avons eu l'occasion, dans le service de notre
maître, M. le professeur Panas, de suivre un fait très
intéressant qui sert à la démonstration de cette nature
infectieuse. Il s'agissait d'un homme auparavant bien
portant qui, quinze jours environ après le début d'une
angine phlegmoneuse ayant laissé une large ulcération
fongueuse et fétide sur l'amygdale, fut pris d'exorbitis et
de phénomènes cérébraux graves. Ce malade succombait
peu de jours après le début des accidents orbitaires et
l'autopsie démontrait l'existence d'une phlébite suppurée
des veines ophtalmiques et des sinus de la dure-mère
diagnostiquée pendant la vie.

Ce fait démontre bien la résorption purulente par la

voie veineuse. Ne peut-il pas exister une résorption par la voie lymphatique?

A propos des angines s'accompagnant de néphrite albumineuse, M. Landouzy se demande si les amygdales ne peuvent pas ouvrir la porte à l'infection. « N'y aurait-il pas là la possibilité d'une infection primitivement locale, les amygdales étant placées aux premières loges pour se laisser pénétrer par des agents infectieux mêlés aux ingesta : cet organe sébacé complexe, développé sur une muqueuse, est, dans la profondeur, en rapport intime avec les follicules lymphoïdes. N'y a-t-il pas là un terrain tout préparé pour la réception, la germination et la diffusion de certains agents infectieux qui, de proche en proche, seront versés dans le système lymphatique, habitat préféré des agents infectieux, d'où ils se répandront dans le système circulatoire? »

Quoi qu'il en soit de ces idées théoriques très séduisantes, on possède aujourd'hui quelques observations bien nettes d'angines infectieuses. Notre ami, E. Gaucher, nous en a rapporté un fait très intéressant.

Il s'agissait d'un malade qui entra dans le service du prof. Potain, à Necker, pour une arthrite suppurée du poignet droit, consécutive à une rhino-pharyngite infectieuse, qui avait été d'abord prise pour un cas de morve. On fit la ponction et on trouva des microbes ordinaires dans le pus articulaire; les inoculations aux animaux furent infructueuses : c'était donc une pseudo-morve.

Quelques cas englobés sous le nom de pseudo-rhumatismes proprement dits paraissent relever de cette infection particulière. Nous ne citerons dans la thèse de Bourcy que l'observation de Caron (p. 108) où les accidents articulaires furent précédés par une amygdalite intense et évoluèrent vers la suppuration avec une telle rapidité, que la mort survint au bout de deux jours avec le cortège des phénomènes typhoïdes.

C'est encore à la même cause que nous rapporterons

l'observation ci-jointe qui a évolué comme un pseudo-rhumatisme infectieux.

Obs. VI. inédite. — Communiquée par M. le Dr Bourdel.

Le nommé Léonard, Alfred, âgé de 26 ans, palefrenier, entre le 21 janvier 1885, à l'hôpital Lariboisière, dans le service de M. Constantin Paul, salle Saint-Henri, n° 26.

Il ne présente dans ses antécédents héréditaires ou personnels, aucune tare rhumatismale. Exerçant la profession de palefrenier, il n'a pas été mordu; d'ailleurs il affirme, que parmi les chevaux qu'il soigne, aucun n'a présenté des symptômes de morve.

Il est malade depuis cinq semaines environ; le début a été brusque, dit-il, il a été pris de frissons, de fièvre assez vive et d'*angine*, très violente. Au bout de quelques jours, la fièvre persistant, il a été pris de douleurs vives au niveau de l'articulation radio-carpienne gauche, avec rougeur très manifeste, suivies assez vite d'un gonflement notable.

Peu de temps après, mêmes phénomènes au niveau du genou gauche qui a beaucoup augmenté de volume. La fièvre s'était accrue peu à peu et était devenue très vive, il y avait, dans la nuit, de l'agitation, de l'insomnie, parfois même délire léger et presque continuellement des sueurs profuses.

Entrée. — Aspect typhoïde, facies altéré et immobile, prostration très grande des forces. Le poignet gauche présente une déformation considérable; la partie antérieure de cette région présente une saillie de la dimension d'une grosse noix, manifestement fluctuante. A la partie inférieure et antéro-interne de l'avant-bras il existe, en outre, une assez notable collection purulente. La main est fixée en extension forcée sur l'avant-bras et de plus fortement déviée latéralement du côté du cubitus; frottements articulaires; quant au genou gauche il est très déformé, le condyle interne du fémur fait, en dedans, une saillie très accusée, tandis que la jambe, légèrement fléchie sur la cuisse, est fortement déviée au dehors; il y a là un commencement de luxation spontanée. Il existe un épanchement intra-articulaire assez abondant; dans le tissu périarticulaire on perçoit un empâtement énorme qui s'accompagne de rougeur des téguments et, par places, on peut constater de la fluctuation. Enfin, à la partie inférieure et antéro-interne de la cuisse, existe une vaste collection purulente étalée. — Léger nuage d'albumine. Le diagnostic que l'on porte est : *État infectieux mal déterminé avec pseudo-rhumatisme.* On prescrit : sulfate de quinine 1 gramme à prendre en deux fois dans les vingt-quatre heures : potion de Todd, avec extrait de quinquina à 4 grammes.

23 janvier. — Large incision au niveau de l'abcès de la partie infé-

rieure de la cuisse ; contre-ouvertur3 à l'autre extrémité de la cavité
purulente, drainage, injections phéniquées au 1/50°. On applique
alors un pansement de Lister qui n'est changé par la suite que tous
les quatre ou cinq jours, en même temps qu'on fait, par le drain, une
injection antiseptique.

Pas de modification dans l'état général, toujours aspect typhoïde,
quelques fuliginosités sur les lèvres, émaciation de plus en plus prononcée ; toujours un peu d'albumine dans les urines et de diarrhée
d'odeur assez fétide.

26 janvier. — Incision de l'abcès de la partie inférieure de l'avant-
bras, pansement antiseptique.

Ce n'est que dans les premiers jours de février qu'une légère amélioration se fait sentir. Depuis lors la maladie a marché lentement
vers la guérison, mais L... a conservé des raideurs articulaires, des
atrophies musculaires qui ont immobilisé presque complètement le
genou gauche.

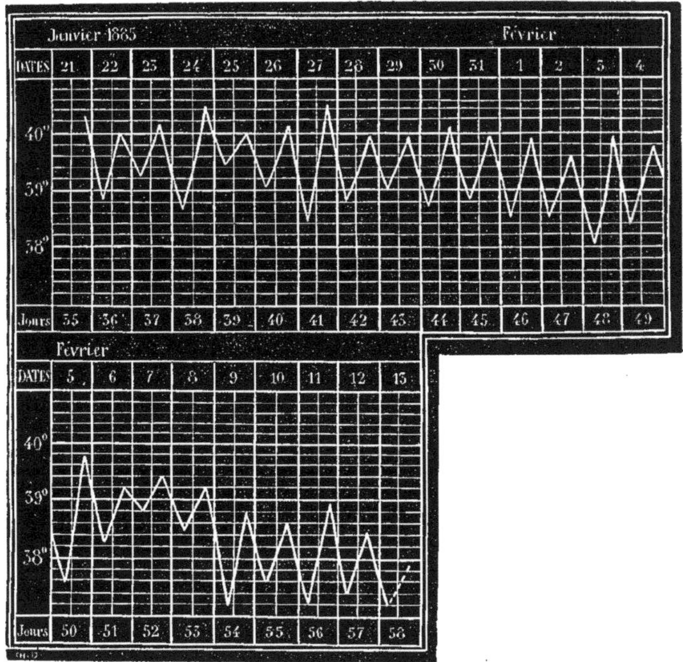

Fig. 1, obs. VI. M. C. Paul.

IV. — LYMPHANGITES.

M. Verneuil, dans un mémoire lu à l'Académie en 1878, rapporte cinq cas dans lesquels une lymphangite du membre inférieur a entraîné une arthrite ou une hydarthrose du genou. Nous ne faisons que rappeler l'observation suivante :

Obs. VII.

Un malade de 48 ans, maigre, débile et d'apparence cachectique, entra dans le service de mon regretté ami Oulmont, à Lariboisière, pour une affection aiguë présentant les caractères d'une fièvre continue. Pendant le cours de cette maladie, une plaque de sphacèle se forma sur le dos du pied droit et laissa à la suite une plaie atonique de plusieurs centimètres de large, au fond de laquelle on voyait à nu les tendons, les ligaments et la face dorsale de plusieurs métatarsiens. C'est dans cet état que le patient entra dans ma salle.

Je cherchai à reconstituer la santé générale pendant que je m'efforçais de déterger la plaie qui avait assez mauvais aspect ; nous avions obtenu une certaine amélioration, lorsqu'un jour survinrent un frisson, des vomissements, de la fièvre, puis une lymphangite du dos du pied. Les traînées rougeâtres étaient très évidentes et très larges à la face interne et antérieure de la jambe, au côté interne du genou et sur tout le trajet des vaisseaux fémoraux à la cuisse. Je prescrivis le repos au lit, les émollients, les onctions mercurielles sur les points enflammés. Le mal se répandit presque partout, excepté à la face interne du genou, où un cordon lymphatique volumineux parut s'élargir, et enfin donna lieu à un phlegmon mal circonscrit occupant toute la face interne de la jointure. Celle-ci d'abord resta indemme, mais, deux jours plus tard, et, lorsque je me disposais à inciser le phlegmon sous-cutané, l'inflammation se propagea à la synoviale. Je crus d'abord à une simple hydarthrose de voisinage sans communication des deux foyers ; lorsque j'eus ouvert le plus superficiel, je constatai que le contenu de l'articulation également formé de pus, se vidait par l'incision cutanée. Cette complication, survenant chez un homme épuisé et dont les urines renfermaient d'ailleurs une proportion notable *d'albumine*, n'offrait guère de prise. L'amputation, proposée à regret, fut énergiquement repoussée. Je fis le drainage, les injections chlorurées et alcolisées ; mais tout resta inutile et le malade s'éteignit au bout de dix-huit jours. A l'autopsie, la synoviale était vivement injectée, les cartilages diarthrodiaux détruits, ainsi que la couche osseuse sous-jacente ; le tissu spongieux était à nu, les ligaments ramollis et rompus.

Ce qui frappe dans cette observation, ce sont d'abord les accidents à forme typhoïde qui ouvrent la scène, puis la rapidité du processus gangreneux, ressemblant beaucoup aux manifestations infectieuses, enfin, et surtout, la présence d'albumine dans les urines, quelque temps avant la mort. Aussi à côté de l'hypothèse de la propagation par la voie lymphatique, au moyen d'une marche centrifuge, à côté de l'idée d'une inflammation de voisinage, on pourrait parfaitement évoquer la cause infectieuse soit primitive, soit secondaire pour expliquer un certain nombre de ces arthrites consécutives aux lymphangites des membres inférieurs.

Dans une note additionnelle du tome IV de ses Mémoires de chirurgie, M. Verneuil rapproche ses observations de ces cas d'arthrites dans le cours d'un érysipèle et il rappelle l'opinion de M. Gosselin, citée plus loin, d'après laquelle les affections des séreuses, aussi bien synoviales que plèvre, sont les manifestations de l'empoisonnement général de l'économie par les matières septiques, et non pas le résultat de la propagation de la dermatose superficielle à la synoviale sous-jacente.

V. — KYSTES HYDATIQUES.

La nécessité d'un rapprochement quelconque plutôt qu'une ressemblance clinique, nous oblige à placer ici un fait des plus intéressants et qui soulève un point de doctrine important. Il s'agit d'un enfant atteint d'un kyste hydatique du foie qui est opéré par M. le professeur Verneuil, par le procédé du gros trocart. Dès le lendemain, le malade éprouve des douleurs vagues dans les jointures et une éruption confluente d'urticaire. Quelques jours après, de nouvelles articulations sont prises passagèrement ; enfin, le gros orteil est atteint plus sérieusement et une arthrite suppurée se forme à ce niveau. Du côté des viscères on ne trouve rien qu'un peu de pleurésie de voisinage à droite. La température est élevée, et présente des exacerbations tous les trois ou quatre jours ; du reste pas de frissons violents comme dans l'infection purulente. On donne issue à la collection et le malade guérit sans autre lésion.

A-t-on eu affaire à une pyohémie ? En tous cas ce serait une infection purulente bien atténuée dans sa gravité, bien modifiée dans ses manifestations générales. Nous ne nous arrêtons pas davantage à l'idée d'un rhumatisme articulaire, puisqu'une des jointures atteintes a suppuré. Il est une autre hypothèse très séduisante, mais sur laquelle nous ne pouvons pas insister, étant donné le peu d'observations que nous avons sur ce point. L'injection du liquide kystique le plus limpide donne lieu, chez les animaux, d'après de récentes expériences, à des accidents septiques. Ne pourrait-on pas admettre qu'il s'est fait une résorption du liquide du kyste ayant entraîné une infection générale de l'économie avec localisations articulaires ? N'est-on pas frappé dans ce cas de la coexistence d'une urticaire confluente et des douleurs vers les jointures ?

Nous le répétons, ces hypothèses sont très séduisantes, mais, pour le moment, nous devons nous contenter d'enregistrer le fait et de le ranger dans les observations d'attente. Nous remercions M. Verneuil de nous avoir autorisé à le placer in extenso dans notre travail.

Obs. VIII. — *Kyste hydatique du foie. Arthrite suppurée de l'articulation métatarso-phalangienne du gros orteil. Guérison.* (Communiquée par M. Verneuil.)

Tétard, Louis, âgé de 12 ans, entre le 11 février 1886, salle Michon, n° 4, pour une tumeur abdominale dont il s'était aperçu il y a deux mois. Ce jeune garçon est né à Auchy-la-Montagne, petit bourg de 200 habitants, à 4 kilomètres de Beauvais, dans l'Oise. Il n'a jamais quitté son pays. On ne retrouve chez lui aucune maladie antérieure ; il ne s'est jamais alité. Les parents sont bien portants ; son père a 40 ans, est un petit cultivateur de l'endroit ; sa mère a 32 ans ; il ne se rappelle aucune maladie du côté de ses parents. Il a une sœur qui a 16 ans et qui a toujours travaillé la terre avec ses parents. Il n'a jamais vu de chien dans la ferme et même n'en a jamais approché dans le village, car, d'après ce qu'il raconte, il en avait une peur atroce. Il affirme n'avoir jamais reçu aucun coup sur le côté droit du ventre ou de la poitrine.

Comme nourriture il mangeait du café au lait le matin, et ses repas consistaient principalement en lard et en aliments végétaux verts. Depuis quelques années il avait un profond dégoût pour les matières grasses. Jamais d'urticaire ; digestions bonnes, faciles ; selles normales. Etat général bon ; pas d'embonpoint ; cependant pas d'amaigrissement. Aucune gêne de la respiration. Jamais d'ictères, de point scapulaire. Par conséquent aucun trouble d'aucune sorte, lorsqu'il y a deux mois (décembre 1885) il éprouva un point de côté à droite, qui lui faisait mal en respirant. Sa mère, en l'habillant, constata à ce moment une tuméfaction sur les fausses côtes droites. Comme la tumeur augmentait de volume, il vient à l'hôpital le 11 février 1886.

L'examen à son entrée indique une tuméfaction notable de la région hypocondriaque droite et de la région épigastrique. La masse était intra-abdominale, molle, fluctuante, dépassait la ligne blanche de quelques centimètres dans la région épigastrique, et, en bas, affleurait l'ombilic et couvrait la moitié supérieure de la région du flanc droit ; en haut, elle se continuait manifestement avec le foie, et suivait tous ses mouvements pendant l'inspiration et l'expiration.

La fluctuation était manifeste ; pas de frémissement hydatique, jamais non plus de vomissements porracés, de fièvre indiquant une péritonite antérieure localisée, une périhépatite ; pas de frottement péritonéal au niveau de la paroi antérieure de la tumeur.

La mensuration donna, au niveau du point culminant de la tumeur,

Demi circonférence droite = $0^m,36$ cent.

Demi circonférence gauche= $0^m,33$ cent.

Hauteur verticale de matité du kyste = $0^m,18$ cent.

D'après tous ces symptômes et l'état général du malade, M. Verneuil élimine les abcès du foie, la cirrhose, et porte le diagnostic de kyste hydatique de la 3e variété, c'est-à-dire kyste hydatique à la fois intra et extra-hépatique.

Le 17 février 1886, on décide de l'opérer, et le diagnostic est confirmé par une ponction avec l'aiguille Dieulafoy no 2 ; on retire un liquide limpide, transparent, clair comme de l'eau de roche.

M. Verneuil était décidé à faire l'opération du gros trocart (procédé modifié.) Le malade était donc endormi sous le chloroforme et respirait très bien et très régulièrement. A $0^m,05$ cent., à droite de la ligne blanche et à égale distance du 7e cartilage costal et au-dessous, on plonge le gros trocart. Immédiatement le petit malade cesse de respirer ; le trocart est laissé en place, et au bout de 10 minutes de respiration artificielle (soulèvement rythmique des deux bras) la respiration revient ; on glisse alors dans la canule du trocart une sonde en gomme rouge et on l'assujettit avec quatre fils de coton, de la baudruche et du collodion.

M. Verneuil ne tente pas de mettre une deuxième sonde en gomme à $0^m,03$ cent. de la première, comme il en avait l'intention, à cause de l'accident syncopal de la première ponction. Lavage de la poche avec quelques gouttes de solution phéniquée et capote en baudruche (procédé de Reybard) tenue dans le goulot d'une bouteille pour laisser écouler librement le liquide et empêcher l'entrée de l'air dans la poche. Pansement phéniqué. Bandage de corps. La sonde en gomme plonge de $0^m,10$ cent. à $0^m,12$ cent. dans le kyste.

18 février. *Le lendemain* de l'opération, douleur de l'épaule droite très nette. *Urticaire confluente*, généralisée à tout le corps. Aucune douleur du côté du ventre. Pendant les quatorze jours qui suivent l'opération, on fait deux fois par jour une injection de 1/4 de seringue, de solution phéniquée pour la désinfection de la poche. Pendant ces quatorze jours, aucune fièvre. On voit donc que les adhérences péritonéales se sont produites silencieusement, le malade continuant à bien se porter et à manger. Le liquide de la poche, dès le troisième ou quatrième jour, était louche, mais n'avait aucune odeur. Très peu d'hydatides.

4 mars. Sous la chloroformisation on enlève la sonde et on fait au thermo-cautère une incision verticale de $0^m,03$ cent. à $0^m,04$ cent. s'étendant au-dessus du trou formé par la sonde ; on peut facilement introduire l'index par l'incision et on pénètre dans le kyste. On met deux sondes en gomme assujetties de la même manière.

5 mars. Il n'y a pas trace d'inflammation autour de la plaie ; indolence absolue et souplesse du ventre. Bon appétit. Le liquide suppuré sort en petite quantité ; la cavité est presque comblée ; elle est à peine de la grosseur d'une mandarine et la poche contient tout au plus de 15 à 20 grammes de liquide, ce que l'on peut constater très bien en mesurant le liquide trouble jusqu'à la sortie d'un liquide clair par l'injection phéniquée.

8 mars. Le matin on enlève un tube, on en laisse un seul dans le kyste. La longueur du trajet, mesuré par la sonde, est de $0^m,04$ à peine. La plaie est rosée, et il n'y a pas de liquide. Un seul lavage est fait tous les jours depuis le 5 mars.

Pendant douze jours consécutifs du 9 au 20 mars, le petit malade n'a aucun symptôme péritonéal, la plaie est très belle, il ne souffre de nulle part ; peut-être y a-t-il un peu de *frottement* du côté de la plèvre droite ; mais on ne trouve aucune explication de fièvre, lorsque, dans la journée du 20 mars, il accuse une douleur localisée à l'articulation du coude gauche ; douleur empêchant tout mouvement ; on voit aussi apparaître une légère rougeur des ligaments à ce niveau.

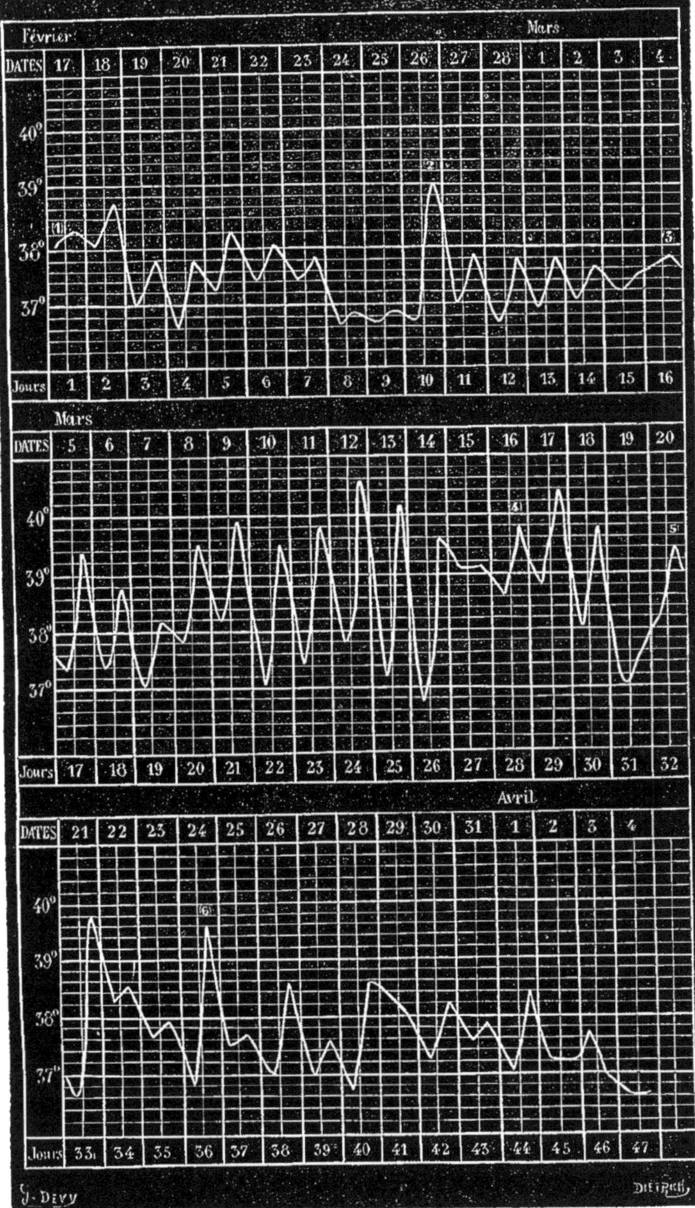

Fig. 2, obs. VIII. M. Verneuil.

1. Ponction au trocart. Sonde. — 2. Jour de visite. — 3. Enlèvement de la
sonde. Incision et passage de deux sondes. — 4. Suppression de la sonde. —
5. Douleur cou le gauche. — 6. Salicylate de soule.

22 mars. La douleur du coude a disparu, mais un véritable accès de goutte du gros orteil du pied gauche se déclare, avec rougeur de la peau, gonflement de l'orteil, mouvements et pression douloureux, On prescrit 1 gramme de salicylate de soude.

23 mars. La douleur a un peu diminué et est surtout localisée à l'articulation métatarso-phalangienne du gros orteil ; le gonflement et la rougeur persistent : 1 gramme de salicylate de soude.

Du 24 au 27 mars. Même état du pied. 2 grammes de salicylate de soude.

27 mars. La douleur du pied persiste avec gonflement. En plus douleur dans les articulations métacarpiennes de la main gauche et dans les articulations métacarpo-phalangiennes. Rougeur, gonflement. 3 grammes de salicylate de soude. Pendant 5 jours encore on continue 3 grammes de salicylate de soude. La douleur du pied a beaucoup diminué, mais le gonflement persiste. Les symptômes du côté de la main gauche ont complètement disparu. La plaie abdominale est rose ; pas d'élimination de la poche.

2 avril. Le gros orteil du pied gauche est rouge, la peau est tendue. On distingue deux points, larges comme un pois, où l'épiderme est aminci, soulevé, blanchâtre en deux points siègeant l'un au bord interne du pied, au niveau de l'articulation métatarso-phalangienne, l'autre à la face dorsale, à la base du gros orteil. Fluctuation manifeste. Deux incisions au niveau de ces points laissent écouler du pus avec un peu d'odeur. On a donc là une arthrite suppurée de l'articulation métatarso-phalangienne du gros orteil gauche. Pansement phéniqué.

4 avril. Le gros orteil a diminué de volume, la rougeur disparaît ainsi que la douleur. Le petit malade recommence à manger.

A partir de ce moment, le malade a marché à grands pas vers la guérison. L'enfant n'a plus eu de fièvre ; depuis longtemps son incision abdominale était guérie, de même que l'incision faite au niveau du gros orteil ; il n'a plus eu de douleurs dans les jointures Il est sorti de l'hôpital complètement guéri au commencement du mois.

CHAPITRE II.

I. — BLENNORRHAGIE.

L'arthrite blennorrhagique, qui peut être considérée aujourd'hui comme un type de description des arthrites infectieuses, telles que nous les avons définies et étudiées dans la première partie de ce travail, a été l'objet de discussions nombreuses, dont quelques-unes sont encore toutes récentes.

Historique et pathogénie. — Les rapports de la gonnorrhée avec la goutte étaient déjà signalés à la fin du siècle dernier par Swediaur et Hunter (1781-1786) et avant eux par Baglivi.

L'école du Midi, les travaux de Ricord, de Cullerier, de Velpeau, firent entrer la question dans la voie scientifique : depuis lors parurent les articles de Grisolle, de Ravel (*Art Médical*, 1857), d'Hervieux (*Gazette Médicale*, 1858) et surtout le chapitre que Bonnet lui consacre dans la pahologie des articulations. En 1866, eut lieu devant la Société médicale des hôpitaux, la célèbre discussion à laquelle prirent part Peter, Féréol, Fournier, Lorain, Hervieux, etc. (1).

Depuis ce moment la discussion sur le rhumatisme blennorrhagique a été bien souvent reprise, mais il semble qu'aujourd'hui son origine infectieuse possède un très grand nombre de partisans et que l'accord est bien près de se faire. Rappelons en quelques mots les opinions diverses qui ont été émises :

1° Le rhumatisme blennorrhagique n'existe pas, c'est

(1) Au sujet de l'historique de la question, nous renvoyons le lecteur à l'excellent article Rhumatisme de M. Besnier dans le Dictionnaire encyclopédique.

une simple coïncidence de la blennorrhagie et de l'attaque
du rhumatisme (Thiry, 1856 ; Jussen, 1854, Bouillaud,
1867–1868, etc.). Il est évident que cette hypothèse ne peut
répondre qu'à des faits absolument exceptionnels. Elle
est possible, mais ne vaut-il pas mieux approfondir davantage et rechercher la cause véritable de cette coïncidence
suppose.

2° Réveil de la diathèse rhumatismale par la blennorrhagie, ou mieux par l'état génital (Lorain), de même que
par d'autres manifestations générales ou locales, scarlatine, traumatisme, etc. Cette opinion est soutenue par
M. Peter en 1866, devant la Société médicale des hôpitaux : elle est adoptée par Gueneau de Mussy, Pidoux,
Hervieux ; actuellement elle compte encore un assez grand
nombre de partisans. Il nous semble d'ailleurs que, si on
ne veut pas être exclusif, cette théorie répond à un certain
nombre de faits. Chez un individu nettement rhumatisant,
l'état blennorrhagique, quelqu'en soit du reste l'essence,
ne peut-il pas, comme une autre affection aiguë, rappeler
la diathèse rhumatismale ? Nous serions assez tenté de le
croire, étant donné le fait positif que nous avons observé,
non plus au sujet des arthrites, mais dans les manifestations oculaires du rhumatisme. Notre maître, M. Panas, a
insisté dans plusieurs de ses cliniques de l'Hôtel-Dieu et
dans les thèses de ses élèves (1) sur la mise en action du
rhumatisme oculaire par une blennorrhagie. Nous avons
particulièrement suivi dans son service, un individu essentiellement rhumatisant et cardiaque qui, à chaque atteinte
de blennorrhagie, et elles avaient été fréquentes, avait
été pris de conjonctivite catarrhale, de douleurs articulaires à fluxions passagères et, à un moment donné même,
de poussées endocarditiques.

3° Il existe un état particulier chez les individus qui
font du pus, par conséquent chez les blennorrhagiques,

(1) Union méd., 1884, et thèse de Boquin. Paris, 1885.

qui les prédispose essentiellement aux manifestations articulaires. Le rhumatisme blennorrhagique est une forme du rhumatisme pyogénique. C'est l'opinion si séduisante soutenue avec tout son talent par Lasègue ; il l'exprime en disant que l'arthrite blennorrhagique est l'expression d'une pyohèmie atténuée. Elle est adoptée par M. A. Guérin, défendue par les Anglais, sir Paget, Holmes, Barwell, Maymon (1875), Diday (1873) et plus récemment par Talamon (Revue mensuelle, 1881). A ce compte, l'arthrite blennorrhagique serait toujours suppurée ; nous avons vu en effet que chez les pyémiques, avec une porte d'entrée grande ou petite, les arthrites étaient toujours purulentes : la clinique démontre que c'est la grande exception chez les blennorrhagiques.

4° Il existe une diathèse passagère chez les blennorrhagiques, comme chez tous les individus atteints dans leurs organes génito-urinaires ; cette diathèse, comparable à la syphilis, pourrait atteindre non seulement les articulations, mais encore toutes les viscères, toute l'économie. Il y aurait ici quelque chose d'analogue à ce que l'on observe dans l'état scarlatineux (Lorain et ses élèves, Tixier, 1866 ; Vachée, 1868 ; Thierry, 1873) (1).

5° De l'idée d'une diathèse passagère, spécifique, comparable à la syphilis, à l'opinion actuelle sur l'origine infectieuse de ces arthrites, déjà défendue en 1866 par M. Féréol, il n'y avait qu'un pas qui a été franchi le jour, où on a retrouvé dans le liquide des articulations atteintes les mêmes micro-organismes que dans le pus uréthral.

(1) Rappelons seulement pour mémoire les opinions qui paraissent avoir eu moins de succès et dont quelques-unes même ont été abandonnées par leurs auteurs. Simonnet et Maisonneuve croyaient que la muqueuse uréthrale altérée absorbait lentement l'urine et que les phénomènes rhumatismaux résultaient d'une sorte d'urémie chronique. La blennorrhagie crée chez l'individu un état lymphatico-strumeux tout spécial (Pidoux). Le retentissement sur les jointures se fait par sympathie (Rollet), par action réflexe (opinion soutenue un moment par M. Fournier).

Il semble aujourd'hui démontré que la blennorrhagie virulente est sous la dépendance de micro-organismes arrondis, de volumes relativement assez considérables, découverts par Neisser (1879-1882) qui les a appelés les gonococci. L'exactitude de la description de Neisser a été vérifiée par tous ceux qui ont examiné le pus blennorrhagique. L'inoculation des cultures paraît même avoir réussi chez l'homme entre les mains de Bokaï et Bockhart.

Quelques observateurs ont alors cherché dans le liquide retiré par la ponction des articulations, le gonococcus de Neisser et sont arrivés à des résultats assez démonstratifs. Parmi ceux-ci, nous signalerons le travail de Petrone, qui est partisan déterminé de la nature parasitaire. Il a trouvé dans le sang et surtout dans le liquide provenant des genoux de deux malades atteints de rhumatisme blennorrhagique les mêmes micrococci en chaînes, en 8 de chiffre et en colonies qu'il a observés dans le pus de l'urèthre. Pour lui, il y aurait donc une infection locale dans le canal de l'urèthre, suivie du transport des microbes dans le sang. Le rhumatisme blennorrhagique est subordonné à l'action du micrococcus qui passe du sang dans les séreuses articulaires.

Ces résultats ont trouvé beaucoup d'incrédules ; on a dit que les microbes du liquide articulaire n'avaient rien de spécial, ce qui dépend peut-être de l'époque à laquelle on a examiné ce liquide. En effet, Kammerer, à la clinique de Fribourg, a étudié dans deux cas le liquide de l'arthrite blennorrhagique. Dans les deux cas, le contenu était louche : dans l'un on voyait distinctement des microbes semblables à ceux décrits par Neisser : au bout de 18 jours on dut pratiquer l'incision, le liquide ne contenait plus de microbes : pour lui les nombreux résultats négatifs des auteurs s'expliquent, parce qu'ils ont examiné des cas trop anciens.

Signalons enfin une observation récente, présentée par M. Bousquet à la Société de Chirurgie (25 octobre 1885) et dans laquelle cet auteur, ayant eu l'occasion d'examiner le liquide retiré d'une articulation sterno-claviculaire, a retrouvé nettement les gonocoques de Neisser.

En somme, l'arthrite blennorrhagique, si l'on en croit les travaux les plus récents, est bien d'origine parasitaire et par conséquent infectieuse, au sens que nous avons attribué à cette expression. Un argument en faveur de cette origine infectieuse est d'ordre purement clinique. Admettons un instant que l'altération de la muqueuse uréthrale crée de toute pièce une prédisposition aux manifestations articulaires, que dire alors de ces rhumatismes blennorrhagiques qui ont été signalés à la suite d'inoculations de la conjonctive contre le pannus granuleux? Nous en possédons quelques exemples fort remarquables. Un des plus intéressants et des plus curieux nous a été rapporté par M. Testelin (du Nord) (1).

Un individu de 20 ans, sans antécédents blennorrhagiques et indemne de rhumatisme, entre dans son service pour un double pannus granuleux. Après quelques temps de séjour à l'hôpital et après divers traitements il fut inoculé. Au bout de peu de temps l'ophtalmie purulente prit une grande intensité. Dix jours après l'inoculation, alors que l'ophtalmie étant encore dans toute son intensité, le genou devient douloureux, rouge, tuméfié, en un mot présente tous les caractères d'une arthrite rhumatismale. On examine soigneusement le cœur qui n'est atteint d'aucun phénomène morbide. Il y eut une fièvre modérée. Le rhumatisme resta borné à l'articulation du genou et ne subit aucune espèce de déplacement; il disparut progressivement et, au bout de trois semaines environ, il n'en restait plus trace. Au bout de six semaines, le sujet quitta l'hôpital, débarrassé de son ophtalmie granuleuse.

Une autre observation, très analogue, a été publiée par M. Poncet (de Cluny) dans les *Archives d'Ophtalmologie* (1881).

(1) Nous sommes heureux d'adresser ici nos remerciements bien sincères à M. le Dʳ Testelin, qui, avec une obligeance extrême, nous a communiqué cette observation.

Un Arabe de 35 ans, de constitution robuste, n'ayant jamais eu d'antécédents rhumatismaux, subit l'inoculation blennorrhagique du côté gauche pour un pannus granuleux. Au vingt-deuxième jour, on constate une tuméfaction du genou gauche qui est très douloureux. Les deux genoux se prennent l'un après l'autre, il se forme un épanchement assez abondant qui nécessite l'application de vésicatoires. Puis poussée du côté du poignet droit. La température reste peu élevée. Pendant ce temps on traite l'ophtalmie purulente (l'œil du côté opposé ne s'est pas pris), et, à mesure que la sécrétion purulente diminue on voit disparaître les douleurs articulaires.

Deux mois après le malade revient à l'hôpital demandant pour l'œil droit, le traitement qui lui a bien réussi pour l'œil gauche. On fait une nouvelle inoculation blennorrhagique. Au huitième jour se produisent sur le genou *du même côté* des phénomènes d'arthrite absolument analogues à ceux que nous avons consignés lors de la première inoculation. Ils furent moins intenses, mais s'accompagnèrent cependant d'hydarthrose assez abondante ; ils disparurent en même temps que la sécrétion purulente de la conjonctive.

Ces observations pourraient être considérées comme un type d'infection blennorrhagique, ayant presque la valeur d'une expérience physiologique, car, chez des individus nullement rhumatisants et n'ayant jamais eu d'uréthrites, on voit survenir des arthrites à la suite de l'inoculation et ces manifestations articulaires diminuent progressivement en même temps que l'ophtalmie et disparaissent définitivement avec elle.

De cette étude pathogénique sur les arthrites blennorrhagiques on peut conclure, à notre avis, que, dans la grande majorité des cas, l'arthrite est bien sous la dépendance directe de l'infection générale, produite elle-même par la présence d'un micro-organisme. Il faut cependant attribuer une grande importance à la diathèse arthritique qui prédispose aux arthropathies ou leur impose une physionomie spéciale. Peut-être pourrait-on expliquer ainsi les différences très marquées entre les variétés cliniques que nous allons maintenant décrire.

Etude clinique. — Les conditions étiologiques qui favorisent l'éclosion des accidents articulaires chez les blennorrhagiques sont de peu d'importance. Ricord pensait qu'ils étaient plus fréquents chez l'homme : la suppression brusque d'un écoulement, le traitement par les balsamiques ou les injections n'ont pas plus d'importance. Au sujet de l'époque de l'apparition, il n'y a rien de bien précis; c'est cependant du 10me au 20me jour, alors que l'écoulement est encore abondant et que le pus uréthral est épais, que l'on voit survenir les arthrites. La question du siège des lésions est d'une importance plus grande. Toutes les jointures peuvent être atteintes, mais le genou et surtout celui du côté gauche, constitue un lieu d'élection que Swediaur décrivait déjà sous le nom de gonocèle. Puis viennent le coude, le poignet, l'articulation sterno-claviculaire, enfin l'arthrite coxo-fémorale, tibiotarsienne, scapulo-humérale. D'ailleurs ce n'est pas toujours ainsi que se fait cette localisation; il est assez fréquent de voir la fluxion articulaire lécher plusieurs jointures avant de se localiser et de mordre le genou. Au point de vue des manifestations locales, on peut décrire jusqu'à 5 formes d'arthropathie blennorrhagique : l'arthralgie, l'hydarthrose, le rhumatisme subaigu, l'arthrite aiguë plastique ou suppurée, enfin une véritable arthrite purulente d'emblée qui est peut-être une manifestation pyohémique d'ailleurs très rare.

Si nous signalons l'*arthralgie*, qui, à proprement parler, n'est pas une arthrite, c'est que très souvent elle est le premier phénomène parmi ceux qui vont se dérouler plus tard; ou bien la douleur articulaire est la seule manifestation, puis la fluxion se porte sur d'autre jointures. Elle se caractérise par une douleur assez vive, plutôt à l'occasion des mouvements que par les pressions exercées directement. Elles est plus vive le matin, gêne beaucoup tous les mouvements, puis la jointure semble se dérouiller et les douleurs diminuent ou disparaissent pendant une partie de la journée.

L'*hydarthrose* est la forme clinique qui a été la mieux

connue tout d'abord. Elle prend le plus souvent du genou, remarquable par son apparition presque soudaine et par la gêne qu'elle apporte dans la marche. Quant à la douleur, elle peut être insignifiante ou même nulle. Mais ce qui caractérise surtout l'hydarthrose blennorrhagique c'est la difficulté de la guérison, la fréquence des récidives chaque fois que le sujet est atteint d'une nouvelle chaudepisse, enfin la tendance assez marquée à la purulence, à la suite de ponctions ou à cause des prédispositions générales de l'individu.

Dans les formes précédentes les phénomènes inflammatoires sont de peu d'importance ou presque nuls; dans les formes *arthritiques* vraies, qui doivent nous intéresser davantage, les choses ne se passent pas ainsi. Tantôt on voit se produire vers une jointure tous les phénomènes les plus caractéristiques d'une arthrite traumatique, gonflement et chaleur intense, douleur extrêmement vive, fièvre; tout cela cédant et prenant une allure plus modérée au bout de quelques jours; tantôt au contraire affectant d'emblée une marche subaiguë qui établit la transition avec l'hydarthrose (Fournier, Talamon). Les fluxions articulaires sont généralement multiples, mais moins nombreuses et moins mobiles que celles qui se développent sous l'influence du rhumatisme articulaire aigu ordinaire. Lorsque de nouvelles jointures sont prises, celles qui sont primitivement atteintes ne sont pas guéries pour cela et peuvent rester longtemps malades, ce qui a fait dire que le rhumatisme blennorrhagique se multiplie, mais ne se déplace pas.

Les travaux de Duplay et de Brun ont montré que, assez fréquemment, il fallait distraire de ce rhumatisme subaigu blennorrhagique une forme plus sérieuse, l'arthrite aiguë, n'occupant qu'une seule articulation primitivement ou se localisant avec des désordres assez considérables.

Dès le début la douleur est des plus vives, la tuméfaction très marquée tient non seulement à l'épanchement, mais

aussi à une sorte d'œdème inflammatoire des tissus périarticulaires, l'impotence du membre est absolue. On a
même pu constater une élévation notable de la température locale.

Cette dernière variété d'arthrite aiguë a peu de tendance
à la résolution spontanée : si elle n'est pas soignée,
on peut voir se produire très rapidement des raideurs articulaires. C'est la forme plastique ankylosante (Brandes et
Gosselin). En quelques semaines, les extrémités articulaires
semblent reliées l'une à l'autre par des tractus fibreux qui
peuvent céder un jour à des manipulations violentes, mais
qui, quarante-huit heures après, présentent une solidité
plus énergique, et qui, par leur organisation définitive,
aboutissent, quoiqu'on fasse, à la production d'une ankylose complète.

Quant à l'*arthrite purulente*, niée formellement par
Rollet, elle a été démontrée par les observations de Fournier, de Prichard qui dut amputer la cuisse, de Lasègue et de
Talamon. En Allemagne, Eisenmann perdit un malade
qui succomba avec tous les phénomènes de la pyohémie
consécutive à une arthrite blennorrhagique suppurée; enfin
Haslund a rapporté 4 cas de pyarthrite.

Nous en rapportons une observation intéressante à
divers points de vue, remarquable surtout par les atrophies musculaires consécutives.

Obs. IX. — *Blennorrhagie. Arthrite scapulo-humérale droite. Arthrite
sterno-claviculaire droite suppurée, ponctionnée. Synovite des
fléchisseurs et des péroniers droits. Atrophie secondaire des muscles de la jambe, des muscles du thorax et de l'épaule à droite* (1).

C... (Gabrielle), 17 ans, couturière, entre à la Charité, le 5 juin 1882,
dans le service de M. Peter, suppléé par M. Landouzy, pour de vives
douleurs, spontanées et provoquées, des articulations scapulo-humérales et sterno-claviculaire droites.

Pas d'antécédents pathologiques héréditaires ou personnels : c'est

(1) Observation communiquée par M. L. Landouzy : leçon clinique de
la Charité, 8 août 1882, sur les arthropathies blennorrhagiques, localisations de maladies infectieuses.

la première fois que surviennent des douleurs qui, au dire de la malade, seraient apparues sans cause appréciable.

L'examen direct de l'articulation scapulo-humérale ne permet de constater autre chose que l'exaspération des douleurs par tous les mouvements spontanés ou provoqués. L'articulation sterno-claviculaire droite offre le volume d'un œuf de poule : douleur spontanée et à la pression. Fluctuation manifeste, pas de changement à la peau.

L'examen au spéculum fait reconnaître un écoulement vagino-uréthral, surtout vaginal, datant d'une époque que la malade ne peut préciser, son attention n'ayant par aucun phénomène douloureux été attirée de ce côté.

Absolument rien à noter vers les autres organes.

8 juin. Vésicatoire volant sur l'articulation sterno-claviculaire droite : pointes de feu sur toute la région scapulo-humérale droite.

Le 10. Amélioration.

Le 11. Douleur violente et à début soudain en arrière de la malléole interne droite, synovite des gaines des fléchisseurs.

Le 26. Synovite de la gaine des péroniers latéraux droits : contracture du pied en valgus. Réduction du pied par le chloroforme et contention dans un appareil plâtré.

L'appareil est enlevé quinze jours après, le pied est dans la rectitude : le jeu des péroniers est difficile, douloureux; la synovite persistant, applications de pointes de feu. Guérison au bout de huit jours.

Les douleurs ont disparu aux articulations, scapulo-humérale et sterno-claviculaire, pourtant l'articulation sterno-claviculaire est toujours tuméfiée, volume d'un gros œuf de pigeon, fluctuante et l'écartement des surfaces articulaires est de plus de 2 centim. Rougeur de la peau qui, luisante, non œdématiée, paraît s'amincir. Il n'y a aucune douleur spontanée ou provoquée.

Redoutant l'ulcération de la peau tendue et luisante, redoutant une augmentation dans l'écartement des surfaces articulaires, une ponction est faite le 28 juillet avec l'appareil Potain dans l'article sterno-claviculaire. Issue d'une pleine cuillerée à soupe d'un liquide séro-purulent : pansement à la baudruche collodionnée.

1er août. Toute trace de tuméfaction a disparu. Les douleurs ne réapparaissent ni dans l'épaule ni dans la jambe : il reste de la raideur dans le jeu des fléchisseurs du pied et des péroniers. Insidieusement, mais assez rapidement, il se fait dans tous les muscles de la jambe droite ainsi que dans les muscles grand pectoral, deltoïde, biceps, triceps, sus et sous-épineux, sous-scapulaire, grand dentelé et grand dorsal droits, une atrophie si considérable que la malade en devient toute asymétrique.

En octobre, lors de la sortie volontaire de la malade de la Charité (quatre mois après le début de la blennorrhagie et des arthrites blen-norrhagiques), ni sur les coulisses tendineuses de la jambe, ni sur les articulations scapulo-humérale et sterno-claviculaire droite, il n'y avait plus trace appréciable de lésions, mais l'atrophie musculaire était encore si fort accusée que C... en était devenue presque difforme.

Des *complications* viscérales ont été signalées. Molen a trouvé 15 fois des manifestations cardiaques sur 116 cas de rhumatisme blennorrhagique ; des faits analogues sont rapportés par Peter, Fournier. S'agit-il d'un rappel de la diathèse rhumatismale, ou bien faut-il voir dans ces manifestations une action directe du virus blennorrhagique qui agit sur le cœur comme sur les articulations? Il semble que cette opinion compte maintenant un certain nombre de partisans : elle a même été soutenue dernièrement par Franler et Gerhardt. Sans nous appesantir sur cette question de doctrine, qu'il nous semble bien difficile de trancher actuellement, nous rapportons une observation de rhumatisme blennorrhagique, avec péricardite, qui nous paraît très caractéristique, le sujet n'ayant pas d'antécédents rhumatismaux.

Obs. X, inédite. — Communiquée par le prof. Leloir, de Lille (n° 345 de son Rec. d'observations).

Poissart, 28 ans, entré 15 nov. 1885. Rien à noter dans ses antécédents héréditaires ; pas de maladie antérieure de la jeunesse ni de l'âge adulte ; pas de rhumatisme. Blennorrhagie il y a un mois, pour laquelle il vint, il y a quinze jours à la policlinique ; mardi dernier, l'écoulement cessa, le lendemain notre malade vit son bras se gonfler, en même temps l'article devenait rouge et les mouvements étaient douloureux ; bientôt le genou commença à se prendre, le malade avait des frissons le soir, de la fièvre, enfin tous les symptômes d'un état gastrique.

État actuel : Plus d'écoulement blennorrhagique (rien du côté du testicule ni de l'épididyme.)

L'articulation du coude est augmentée de volume, douleur et rougeur au niveau de l'olécrâne, le long des os à la pression, œdème peu accentué ; le genou est gros, empâté, douloureux au niveau de la face externe de la patte d'oie.

Le 22. Déviation de la pointe du cœur en dedans, douleur à la pression par le sthétoscope, pas d'épanchement, léger souffle avec frottement péricardique.

Le 23. Pouls polycrote, fréquent, irrégulier; délire hier dans la soirée, agitation excessive; dédoublement du premier bruit.

Douleurs dans le genou qui font crier le malade, peu d'épanche- ment intra-articulaire.

La température, qui le matin était normale, a atteint au soir 39°,8.

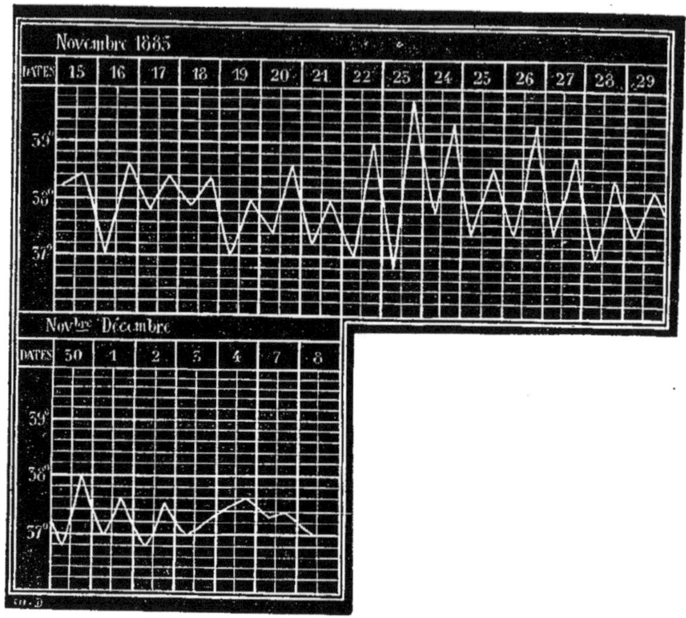

Fig. 3, obs. X. M. Leloir.

Le frottement péricardique a été perçu pendant presque toute la durée du séjour à l'hôpital; au 15 décembre, jour de sa sortie, les douleurs articulaires avaient disparu.

Le *diagnostic* de l'arthrite blennorrhagique n'est diffi- cile que dans la forme subaiguë, alors que les articulations sont prises simultanément. On a été jusqu'à dire que le rhumatisme blennorrhagique et le rhumatisme subaigu ne diffèrent en rien comme siège, comme lésion, et cèdent au salicylate de soude. Leloir (1) ayant pris une série de

(1) Leloir. Contribution à l'étude du rhumatisme blennorrhagique. *Journal des Connaissances médicales*, 1878.

cas au hasard, a montré que seul l'état de l'urèthre pouvait bien souvent permettre d'établir l'existence du rhumatisme blennorrhagique. On s'est cependant attaché à faire ressortir les différences qui séparent les arthrites blennorrhagiques de la polyarthrite rhumatismale. Dans le rhumatisme franc, la fièvre intense et l'état général sont, dès le début, en rapport avec les phénomènes locaux : s'il s'agit, au contraire, de l'arthrite blennorrhagique, les symptômes généraux graves ne surviennent que lorsque les déterminations articulaires s'aggravent, par exemple si la suppuration survient. Dans un cas cité par Loëb, la température avait atteint 44°. Dans les deux affections, sans doute, plusieurs articulations peuvent être prises, mais la fluxion rhumatismale passe facilement d'une jointure à l'autre sans laisser de trace, tandis que l'arthrite blennorrhagique, alors qu'elle a atteint plusieurs articulations, n'a pas abandonné la première qui a été prise ; ce qui a fait dire à M. Fournier que le rhumatisme blennorrhagique se multiplie plutôt qu'il ne se transporte. Nous avons vu qu'il avait une sorte d'affinité pour les articulations du membre inférieur, et surtout pour le genou.

D'après tout ce qui précède, on voit que les arthropathies blennorrhagiques présentent un pronostic réellement sérieux, non seulement au point de vue de la fonction, mais même de la vie. Martin (de Vévey) n'a-t-il pas rapporté 5 cas de morts à la suite de lésions viscérales après la blennorrhagie.

II. — MALADIES DES VOIES URINAIRES.

Les arthrites qui se développent dans le cours des affections des voies urinaires sont liées les unes à l'infection purulente, les autres à l'affection même, sans qu'on puisse faire intervenir comme explication la pyohémie. Ces dernières s'observent à la suite du cathé-

térisme. Aussi a-t-on pu les désigner sous le nom d'arthrites consécutives au cathétérisme ; le terme de cathétérisme peut être pris dans son acception la plus générale,
c'est-à-dire passage d'un instrument quelconque dans
l'urèthre.

Ces arthrites ont été signalées pour la première fois par
Velpeau dans son article Articulation du *Dictionnaire en
30 volumes*. Avant ou après lui, peu importe, Civiale en dit
quelques mots ; mais, ainsi que le fait remarquer Velpeau,
Moffait en signalait un cas dans sa thèse (1810).

Plus tard elles sont étudiées et discutées dans quelques
travaux, dont les principaux sont la thèse de Perdrigeon,
faite sous l'inspiration de Velpeau, celle de Marx, élève de
Sédillot, les travaux de Sédillot lui-même, les thèses de
Malherbe et de Girard, l'article Arthrite d'Ollier, du *Dictionnaire encyclopédique*, le *Traité des maladies des voies
urinaires*, du professeur Guyon, la thèse de P. Bazy.

Les opinions les plus diverses ont été exprimées au sujet
de la nature de ces arthrites. On peut cependant les partager
en deux classes. Les uns voient dans ces arthrites une manifestation de l'infection purulente. (Théorie de l'infection
purulente, Chassaignac-Gerard.) D'autres, et c'est le plus
grand nombre, y voient une des manifestations de l'intoxication urineuse, sans préjuger du reste la nature de cette
intoxication, qu'elle ait pour point de départ l'introduction
dans l'intimité des tissus d'une certaine quantité d'urine
(intoxication urineuse directe) ou qu'elle soit le résultat
d'altérations rénales (intoxication urineuse indirecte).

M. Ollier voit dans ces lésions des arthrites rhumatismales modifiées par l'état actuel du sujet. Ces arthrites
n'apparaîtraient que chez les rhumatisants ou « chez des
individus prédisposés au rhumatisme par leur constitution
générale et qui, dans le cas présent, s'y trouvent spécialement exposés par la sympathie incontestable qui existe
entre la muqueuse uréthrale et le tissu synovial. »

Il ajoute avoir observé ces arthrites, « le plus souvent

dans des hôpitaux, sur des sujets qui avaient été longtemps
découverts pendant un cathétérisme, ou bien qui s'étaient
refroidis dans un bain de siège administré peu de temps
après. » Le refroidissement, en somme, serait la cause
principale de cette complication.

La théorie infectieuse est venue elle-même jeter son dévolu sur ce point de pathologie, et l'analogie qui existe
entre l'arthrite uréthrale et l'arthrite blennorrhagique
autorisait bien cette hypothèse. Malheureusement les faits
ne sont pas venus la corroborer. On n'a pas trouvé, dans
les liquides uréthraux, pas plus que dans les liquides extraits
des articulations, d'organismes particuliers.

On n'a rencontré, dans le pus de ces articulations, que
les organismes vulgaires de la suppuration. Cette théorie
de l'origine infectieuse de ces arthrites doit être bien distinguée de la théorie pyohémique dont nous avons parlé
en premier lieu.

Il nous reste à discuter ces différentes hypothèses.

Il est incontestable que les opérations pratiquées sur les
voies urinaires aussi bien que les lésions spontanées peuvent donner lieu à la pyohémie ; témoins les suppurations
des corps caverneux et spongieux et les suppurations
prostatiques. On peut donc observer en pareille circonstance des arthrites pyohémiques au même titre, qu'à la
suite des autres lésions portant sur des tissus ou des organes différents. Ces faits sont d'ordre commun. Nous
voulons parler plutôt de ces arthrites survenant à la suite
d'un simple cathétérisme pratiqué avec douceur et méthode, avec le minimum de traumatisme sans qu'il soit
possible d'incriminer une lésion des voies urinaires, ou
déterminant une lésion à peine appréciable. La question
étant ainsi limitée, on pourra se demander quelle est la
nature et la signification de ces arthrites. Nous croyons
que l'hypothèse de la prédisposition rhumatismale ou de
la nature rhumatismale de ces lésions ne peut être sérieusement admise. Les arthrites se présentent avec des carac-

tères qui sont tout à fait distincts de l'arthrite rhumatismale, qu'elles soient ou non suppurées.

Est-ce à la résorption de l'urine, est-ce à un élément
infectieux particulier qu'elles sont dues? La question est
difficile à résoudre, d'autant qu'on n'observe ces arthrites
que chez les individus présentant de la suppuration en un
point quelconque de leurs voies urinaires. Voici ce qu'en
dit Velpeau (*Leçons orales de Clinique chirurgicale*, 1840,
T. III, p. 324 et suivantes) :

« L'urine est un des liquides le plus dangereux de
l'économie et qui produit les ravages les plus affreux quand
il est sorti de ses canaux naturels, quand il est épanché
dans la cavité séreuse, infiltré dans le tissu cellulaire.
Serait-il donc étonnant qu'un de ses principes, forcé on
ne sait comment de rentrer dans le torrent de la circulation, par suite de l'opération du cathétérisme, pratiqué
dans certaines conditions, peu ou mal connues, ne de-
vienne la cause de tous ces phénomènes? Je n'insisterai
pas plus longtemps sur ce point, car il serait trop facile
de s'égarer dans le champ des hypothèses. »

L'urine par elle-même, injectée dans les veines des
animaux, que cette urine vienne d'un individu bien
portant ou malade (fièvre typhoïde, pneumonie, etc.),
produit des accidents variables, même mortels (Feltz et
Ritter, Bouchard), mais n'a jamais produit d'arthrites et
surtout d'arthrites suppurées. Il est donc probable que ce
n'est pas à la résorption des éléments constituants de
l'urine qu'on doit attribuer l'arthrite, mais à un élément
qui peut être mélangé à l'urine; nous sommes forcé de
revenir à l'idée soit de la suppuration, soit d'un élément
infectieux, en d'autres termes de voir dans ces arthrites
des arthrites infectieuses.

Si, d'autre part, nous réfléchissons à la fréquence des
manifestations du côté des séreuses viscérales chez les
brightiques et chez les individus atteints de lésions secon-

daires des reins (Bazy), nous aurons peut-être l'explication de ces arthrites chez les urinaires.

Ces arthrites se montrent, comme nous l'avons indiqué, à la suite du cathétérisme ou d'opérations pratiquées sur les voies urinaires, mais à travers l'urèthre. On n'a pas cité, croyons-nous, d'observations d'arthrite suppurée, à la suite des tailles, que l'on ait fait des tailles hypogastriques ou périnéales.

C'est donc en résumé le cathétérisme qui a été l'occasion sinon la cause de cette complication. Un autre point important et qui souffre peu d'exceptions, c'est que les malades atteints d'arthrite avaient un point quelconque de leurs organes génito-urinaires en voie de suppuration. Telles sont les conditions de développement des lésions articulaires.

Les lésions se développent dans un laps de temps plus ou moins long après la manœuvre opératoire ; tantôt, il s'écoule seulement quelques heures, d'autres fois un jour, deux, trois jours et même davantage. Il serait intéressant de rechercher les causes de cette différence dans la rapidité d'apparition des accidents. On ne peut se borner qu'à des hypothèses et admettre, si on le veut bien, que la durée de cette espèce de période d'incubation est en raison inverse de l'intensité du poison.

Quoi qu'il en soit, l'apparition de l'arthrite est annoncée, comme du reste un grand nombre de manifestations septiques, par un frisson d'habitude assez violent et dont la violence paraît être en rapport avec le degré d'intensité de l'arthrite. Quand plusieurs articulations sont atteintes sur le même sujet, chacune des attaques est annoncée de même par un frisson. On voit en somme se produire ici, les mêmes phénomènes que dans l'infection purulente, proprement dite, et on conçoit très bien que certains auteurs n'aient vu là que des manifestations de la pyohémie, mais d'une pyohémie atténuée, d'une pyohémie bornant ses ravages non seulement aux articulations, mais quelquefois même à une seule articulation. On peut du reste observer le même accident isolé, comme manifestation de la pyohémie la plus nette, la moins indiscutable, se développant à la suite d'une opération pratiquée sur une région quelconque du corps en dehors des organes urinaires.

Dans les cas graves, les tissus fibreux, qui entourent l'article, participent à l'inflammation et l'issue de la maladie est l'ankylose, fibreuse le plus souvent, mais très serrée.

Les articulations fréquemment atteintes sont le genou, le poignet, le cou-de-pied, le coude, l'épaule (Marke) : même l'articulation acromio-claviculaire (Bazy).

Nous n'avons pas à suivre les différentes arthrites dans leur marche qui ne diffère pas de la marche des arthrites semblables que l'on peut observer dans le cours de la blennorrhagie ou d'autres maladies infectieuses : elles peuvent causer la mort, ou au contraire permettre la survie : elles ont une marche plus ou moins lente suivant la lésion dont elles s'accompagnent ; en général elles sont d'une ténacité remarquable.

III. — PUERPÉRALITÉ (1).

Quelle que soit la signification que l'on donne à l'expression d'état puerpéral, de puerpéralité, de puerpérisme,

(1) On a essayé d'assimiler aux arthrites puerpérales les manifestations articulaires que l'on rencontre quelquefois au cours de la grossesse ou de l'allaitement. Il ne s'agit pas ici d'arthrites infectieuses mais plutôt de vices de nutrition qui prédisposent les femmes aux atteintes rhumatismales. M. Bouchard a montré que l'allaitement réalise certaines conditions de la nutrition générale et de composition chimique des humeurs, qui rapproche la nourrice du diabétique et des malades à dyscrasie acide, et l'on sait que chez ceux-ci les attaques rhumatismales sont fréquentes.

il n'est pas douteux que l'on rencontre fréquemment des manifestations articulaires après l'accouchement. Mais les auteurs sont loin de s'entendre sur la cause intime de ces arthropathies. Dans quelques cas assez rares on assiste à une véritable attaque de rhumatisme, appelé, ou modifié du moins, par l'état physiologique dans lequel se trouve la nouvelle accouchée. Comme toutes les causes débilitantes, l'état perpuéral expose les articulations à subir l'influence du froid, surtout lorsqu'il y a une disposition rhumatismale, héréditaire ou acquise (Ollier). Ces observations, douteuses pour les auteurs les plus récents, doivent être rares.

Le plus souvent, on se trouve en présence de manifestations qui n'ont de commun avec le rhumatisme que le siège, et on a affaire à de véritables arthrites infectieuses. Ces arthropathies de l'état puerpéral sont-elles toujours produites par le même agent infectieux? c'est ce qu'il serait fort difficile de dire.

Les notions bactériologiques ne nous donnent que fort peu de renseignements à ce sujet. Les recherches de Pasteur et Doléris, de Chauveau, d'Arloing, montrent que dans le sang et dans les différents liquides examinés on trouve toujours soit des microcoques isolés ou en chaînettes, des streptococci, en un mot des microbes vulgaires de la suppuration. Les cultures n'ont pas donné de meilleurs résultats, et Arloing, comme Cornil et Babès, concluent que les accidents sont produits par un seul microbe, mais qu'il n'est pas prouvé qu'il soit spécial à l'état puerpéral.

Étant données les différences symptomatiques, on peut se demander si le puerpérisme n'est pas l'expression d'infections diverses. Dans le plus grand nombre de cas, on trouve toutes les manifestations de la pyohémie ordinaire. C'est particulièrement à la fin de la métrite ou de la péritonite puerpérale que l'on peut constater des épanchements purulents articulaires, aussi bien que des infarctus viscéraux. Qu'il s'agisse d'ailleurs, comme point de départ, d'une phlébite ou d'une lymphangite péri-utérine.

A côté de cette manifestation commune, n'existe-il pas un état infectieux tout spécial qui relève directement de la puerpéralité? Beaucoup d'auteurs tendent à l'admettre (Coulson, Quinquaud, Bourcy). Il y aurait quelque chose d'analogue à ce que l'on observe dans les exanthèmes fébriles, la blennorrhagie, l'érysipèle. L'essence même de la maladie est loin d'être connue et l'on sait quelles relations on a cherché à établir entre le puerpérisme et l'érysipèle par exemple. Ce sont là des questions qui ne pourront être tranchées que par des études plus approfondies, et que nous ne pouvons que signaler ici.

Ce qui frappe dans cette étude, nous le répétons, c'est non-seulement la variété clinique, mais encore la différence dans le mode de début des accidents articulaires. Dans l'observation que nous rapportons et qui représente, à la vérité, une évolution rare de ces complications, on voit les douleurs articulaires commencer quatre heures seulement après l'accouchement, se généraliser très vite, puis l'arthrite aiguë suppurée apparaître seulement dans quelques articulations et enfin la maladie se terminer par la guérison.

Obs. XI. — Communiquée par M. Nivet, externe des hôpitaux.

M..., femme, 27 ans, entre le 1er septembre 1885 à Cochin, dans le service de M. Dujardin-Beaumetz, suppléé par M. Faisans. Cette femme, d'une bonne santé habituelle, sans antécédents rhumatismaux, accouche le 30 août d'un enfant bien portant.

Quatre heures après, elle ressent une douleur assez vive dans l'épaule droite, puis au poignet du même côté, sans douleurs de ventre, sans frissons.

A son entrée, le 1er septembre, les mouvements de l'épaule droite sont très douloureux, pas de rougeur ni de tuméfaction. Point douloureux à la pression à la partie antérieure de la jointure. Le poignet droit est plus tuméfié et rouge. Léger ballonnement du ventre; ochies un peu fétides. 1 gr. sulfate de quinine, injections intra-utérines au sublimé.

4 septembre. L'articulation métatarso-phalangienne est douloureuse à la pression et par les mouvements. Un peu de rougeur à ce

niveau. Rien au cœur ni au poumon. 4 gr. de salicylate de soude. A 2 heures, frissons violents.

Le 6. Quelques frottements à la base du poumon droit sans matité ni souffle. A la partie moyenne de la jambe gauche, nodosité sous-cutanée du volume d'une noix.

Le 9. Nodosité sur la jambe gauche, même état des jointures. On prescrit de nouveau 1 gr. de quinine.

Le 11. Incision au niveau de l'articulation tarso-phalangienne et de la nodosité de la jambe. Drain, pansement antiseptique.

Le 12. Incision au niveau de l'articulation scapulo-humérale et du poignet droit. Issue d'une assez grande quantité de pus, le drain pénètre à 6 ou 8 cent. de profondeur pour l'épaule droite.

Le 13. Ouverture de l'abcès du bras gauche.

Le 18 Double épanchement pleural peu abondant.

Le 28. Disparition complète de l'épanchement pleural. Cicatrisation des différentes incisions excepté pour l'épaule droite qui a donné lieu à une suppuration beaucoup plus abondante. La malade ne perd plus.

20 octobre. La malade sort complètement guérie.

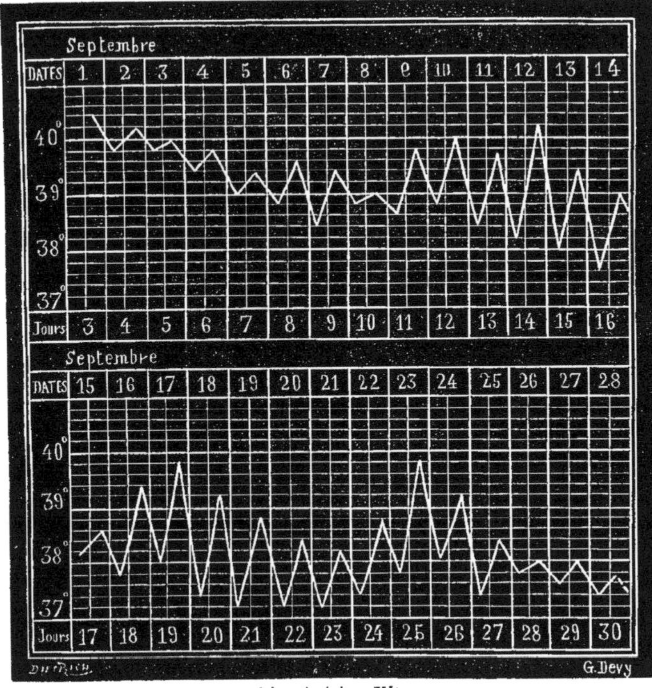

Fig. 4 (obs. XI).

S'il nous était possible de conclure, nous dirions que le rhumatisme polyarticulaire aigu ou subaigu peut se présenter exceptionnellement après l'accouchement. Dans la grande majorité des cas, les arthrites suppurées relèvent de la pyohémie. Enfin, il peut exister des manifestations articulaires, dépendant directement de l'infection puerpérale dont la nature est encore douteuse. Celles-ci sont généralement précoces, peuvent ou non suppurer et guérir même sans complications.

CHAPITRE III.

I. — MORVE.

Les manifestations articulaires de l'affection farcino-morveuse ne sauraient être mises en doute et cette localisation a été vue par les premiers observateurs qui ont démontré la spécificité de cette maladie infectieuse. On sait d'ailleurs que l'histoire de cette affection est de date relativement récente. Au commencement du siècle les médecins, comme les vétérinaires, Delafond, Renaut, niaient son caractère contagieux ; il fallut les recherches d'Elliotson, de Bouley, les thèses de Vigla et de Tardieu pour montrer l'infection chez l'homme et chez les animaux (1). Nous ne pouvons entrer dans de longs détails sur les phases successives de cette curieuse histoire : nous renvoyons pour cela aux articles Morve du *Dictionnaire encyclopédique* dus à M. le professeur Brouardel et à Bouley.

Dans cette période clinique, les auteurs ont insisté avec raison sur les localisations articulaires, et déjà, dans une

(1) Dans son Traité des articulations, Bonnet en donne un exemple assez caractéristique.

des observations d'Elliotson, on note la présence de pus
dans le genou. Depuis lors presque tous les médecins ont
observé des lésions semblables portant en première ligne
sur les genoux, dans des cas moins fréquents sur la hanche,
l'épaule, le coude, etc. Parfois ce n'est pas l'articulation
elle-même qui est prise, mais bien les tissus périarticulaires ; il se forme des synovites des gaines tendineuses
qui arrivent rapidement à la suppuration et qui coïncident
avec les manifestations cutanées, musculaires ou viscérales. Dans ce cas, il est possible que l'articulation ne
soit pas envahie par le processus infectieux ; on ne constate alors à l'autopsie qu'un peu de rougeur et d'injection
de la synoviale, et un épanchement de sérosité louche
plus ou moins abondant.

On sait que les auteurs décrivaient et décrivent encore, au point de vue clinique, quatre variétés différentes : le farcin aigu, le farcin chronique, la morve aiguë
et la morve chronique. Dans les premières variétés, ce
sont surtout les tissus superficiels, constituant les parties
molles des membres, depuis la peau jusqu'aux muscles,
qui sont plus particulièrement atteints ; dans les deux
dernières, les cavités, comme les fosses nasales, les parenchymes, comme le poumon, se prennent à leur tour.
Aujourd'hui on fait des distinctions beaucoup moins
tranchées entre les différentes localisations de l'infection
farcino-morveuse. On a remarqué que bien souvent les
divers types cliniques se mélangeaient ou se transfor-
maient rapidement sur le même individu : que par
exemple la lymphangite avec abcès sous-cutanés du farcin aigu s'accompagnait bientôt des ulcérations des
fosses nasales et des pustules caractéristiques de la morve
aiguë. Mais ce qui permet encore de rapprocher davantage
ces différents types cliniques, ce sont précisément les
manifestations articulaires qui, plus communes peut-être
dans la morve aiguë, se rencontrent aussi dans la forme
farcineuse (Tardieu). On peut retrouver les différents

degrés d'arthrites que nous avons mentionnés dans la première partie de ce travail : tantôt des douleurs articulaires, vagues d'abord, passant brusquement d'une articulation à l'autre ; plus souvent de véritables polyarthrites aiguës, comme dans le rhumatisme articulaire, qui pourraient quelquefois en imposer au début : dans la grande majorité des cas des arthrites purulentes d'emblée qui ont l'évolution des arthrites pyohémiques.

Le diagnostic qui présentera, en effet, les plus grandes difficultés en clinique, c'est précisément celui de l'infection purulente, aussi bien à cause des manifestations articulaires que des manifestations cutanées. Voici une observation, recueillie avec le plus grand soin, où la maladie ayant revêtu la forme farcineuse aiguë, aurait pu, jusqu'à un certain point, être prise pour un type de ces rhumatismes infectieux que nous relatons plus loin.

Obs. XII (résumée). M. Bucquoy. Académie de médecine, 1883.

Le 9 novembre 1883, un malade entrait à l'hôpital Cochin, présentant des symptômes analogues à ceux d'une fièvre typhoïde en cours d'évolution.

Le malade (Pugimont, Charles, âgé de 19 ans) exerçait la profession de cocher. Il disait être souffrant depuis une quinzaine de jours.

Les symptômes qu'il accuse se rapportent surtout à une grande courbature, une lassitude générale. C'est un alcoolique, ayant une syphilis récente ; il est fatigué par des excès de tous genres.

Notons en outre que D... avait sur la face externe de la jambe droite, près du tibia, une ulcération de la largeur d'une amande, à aspect fongueux, à bords décollés. Cette ulcération frappa vivement M. Bucquoy qui émit sur le champ l'idée que cette plaie avait pu être la porte d'entrée de quelque germe septique. Interrogé sur l'origine de cette plaie, D... déclara ne pas savoir d'où elle provenait et ignorer même son existence.

En l'absence de renseignements, nous pouvions penser que l'ulcération du mollet avait succédé à l'ouverture d'un phlegmon circonscrit ; ce qui rendait cette supposition fort plausible, c'est que D... portait sur la cuisse du même côté une petite tuméfaction fluctuante, violacée, de la grosseur d'une noix, absolument analogue à un de ces abcès qu'on observe à la suite des contusions.

Le diagnostic porté, au moment de l'entrée à l'hôpital, fut celui de

De Lapersonne.   6

flèvre typhoïde. D... avait, en effet, une température relativement élevée 38.8 ; il avait la langue blanche, un peu rosée sur les bords. La rate était grosse et les poumons présentaient, aux deux bases, de nombreux râles sous-crépitants. Le malade se plaignait de lassitude générale.

Ces symptômes étaient d'ailleurs les seuls qu'on pût attribuer à une dothiénentérie. Pas de taches rosées lenticulaires.

Les jours suivants, les symptômes restent les mêmes.

Le 14, état stationnaire de la température, mais apparition d'un nouveau symptôme d'une grande valeur : une rougeur phlegmoneuse se montre sur les deux côtés de l'articulation tibio-tarsienne droite et s'accompagne d'œdème. L'articulation est peu douloureuse.

Cette arthrite fait rejeter le diagnostic de flèvre typhoïde. Elle fait penser qu'on est en présence d'un cas d'infection purulente, et que l'infection purulente est due à la résorption de produits septiques à la surface de la plaie du mollet. L'hypothèse d'une infection purulente est appuyée par ce fait que, la veille, le malade a eu un frisson matinal intense.

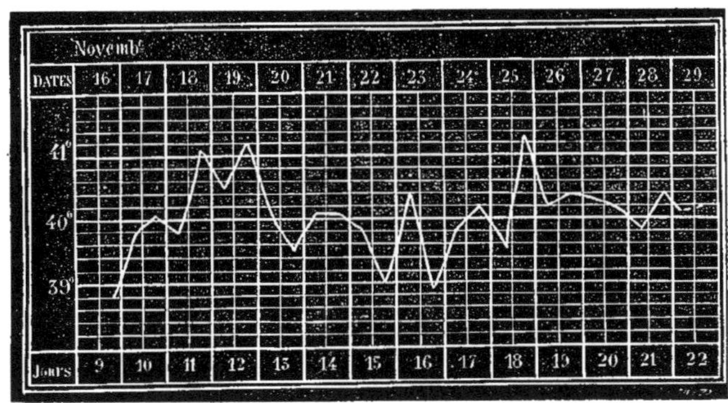

Fig. 5, obs. XII. M. Bucquoy.

Les 16 et 17, la température présente le type inverse. Elévation considérable le matin. Rémission vespérale de un degré.

Pendant ce temps, l'état général du malade s'aggrave d'une manière rapide. D .. devient agité. Il a du délire par moments. Pendant ses moments de lucidité, il annonce sa mort prochaine. Il déclare qu'il n'y a plus aucun espoir de le sauver. Ce pessimisme ne faisait d'ailleurs que s'exagérer. A son entrée à l'hôpital, le malade s'était senti mortellement frappé.

Simultanément la langue se séchait, les lèvres devenaient fuligineuses. Les urines, qui jusque-là n'avaient pas renfermé d'albumine, commençaient à en contenir une notable proportion.

Il n'existait aucun signe permettant de croire qu'un abcès métastatique s'était formé dans le foie, la rate ou les poumons.

Le 18, le délire est devenu à peu près continu. De nouvelles arthrites purulentes ont fait leur apparition.

Le poignet droit est devenu rouge, s'est gonflé. Les téguments qui recouvrent l'articulation sont œdématiés; le genou gauche qui, la veille, était déjà légèrement gonflé, présente un volume considérable. L'articulation est distendue par du liquide.

L'abcès, qui existait au niveau de l'articulation tibio-tarsienne droite, a pris un développement considérable. Ponctionné, il laisse écouler une quantité considérable de pus.

Le lendemain, l'état était désespéré; le malade avait perdu complètement connaissance.

Ce jour-là, apparaissait sur le corps une éruption bulleuse tout à fait remarquable; les bulles, au nombre d'une vingtaine, occupaient principalement la face, le dos des mains, les membres inférieurs; ces bulles, d'une largeur variant de celle d'une pièce de 50 centimes à celle d'une pièce de 2 francs, étaient remplies de liquide séreux.

Cette éruption fut une révélation. N'avait-on pas affaire à un cas de *farcin ou de morve*? L'absence de jetage nasal faisait écarter l'idée de morve. Restait l'hypothèse d'un cas de farcin. Et de fait! l'éruption bulleuse rappelait celles décrites par les auteurs qui se sont occupés de cette question. Le malade était cocher; il portait une ulcération, d'origine inconnue, mais qui pouvait bien avoir été déterminée par la morsure d'un cheval contaminé.

D... mourut dans la journée du 22.

A l'autopsie, nous trouvâmes le cerveau, le cœur et les poumons absolument sains; les poumons, en particulier, où nous nous attendions à trouver des lésions caractéristiques, ne nous présentèrent aucun nodule farcineux.

L'intestin déroulé dans toute son étendue n'offrait aucune lésion; les plaques de Peyer étaient saines; les follicules clos n'étaient pas augmentés de volume.

Le foie contenait un abcès volumineux. Les articulations, qui avaient été pendant la vie le siège d'arthrites, c'est-à-dire le poignet, le coude-pied, le genou, renfermaient du pus et cela sans que la synoviale et les cartilages présentassent la moindre altération visible à l'œil nu.

Pour résumer : les seules lésions, constatées à l'autopsie, étaient de volumineux abcès du foie et des arthrites purulentes.

Aucune de ces lésions ne nous permettait de dire si nous avions eu affaire à un cas de farcin, simulant dans son évolution une infection purulente, ou à une véritable infection purulente. Seule l'expérimentation devait nous donner la solution de ce problème. Et si cette partie de notre tâche a été facile, nous le devons à M. Leblanc, vétérinaire, membre de l'Académie de médecine, qui a bien voulu nous aider de ses conseils et de sa vaste expérience.

Pour établir la véritable nature de la maladie que nous avions observée, nous devions :

1º Faire une enquête qui nous apprît si D... avait été en contact avec des animaux morveux ou farcineux ;

2º Examiner divers liquides recueillis pendant la vie ou après la mort;

3º Inoculer ces liquides à des animaux susceptibles de contracter la même maladie, et en particulier à des solipèdes.

L'enquête a été faite par les soins de M. Leblanc. Elle a appris que dans l'écurie du loueur de voitures dont D... était le cocher, se trouvait un cheval atteint depuis deux mois de morve chronique. Il est donc permis de penser que notre malade a été contaminé d'une manière ou d'une autre et qu'il a contracté le farcin dans l'écurie même. Peut-être faut-il incriminer les objets en cuir qui servaient à atteler l'animal ? Peut-être et plus vraisemblablement, D... a-t-il été morde par cet animal? Dans cette hypothèse, la plaie du mollet représenterait la porte d'entrée du virus farcineux ?

L'examen microscopique a porté sur la sérosité contenue dans les bulles, sur la sueur, sur les larmes, sur du sang. Ces liquides ont été recueillis pendant la vie avec toutes les précautions possibles et gardés dans des tubes Pasteur. L'examen a été négatif au point de vue de la recherche des microbes décrits par MM. Bouchard, Capitan et Charrin.

Tout autrement probants ont été les résultats que nous avons obtenus par l'inoculation.

Un âne mis à notre disposition par M. Leblanc et ne présentant aucun signe d'intoxication morveuse ou farcineuse fut inoculé le 22 novembre. Deux piqûres lui furent faites, la première, sur la muqueuse nasale, la seconde à la partie interne de la cuisse du membre postérieur. Ces piqûres furent faites avec un bistouri trempé dans le pus provenant de l'abcès situé au niveau de l'articulation tibio-tarsienne.

Huit jours après, l'animal commençait à dépérir. Il avait du jetage nasal, un gonflement considérable des ganglions sous-maxillaires.

Dix jours après l'inoculation, il succombait.

A l'autopsie, on trouvait de très nombreux nodules morveux disséminés dans les poumons, et la muqueuse nasale présentait des ulcérations chancreuses caractéristiques de la morve.

L'examen histologique du cartilage sous-jacent à la muqueuse nous a montré une lésion assez avancée des cellules de ce cartilage. La plupart des cellules étaient en voie de dégénérescence granuleuse.

Du pus provenant des ulcérations nasales de cet âne fut inoculé à un cobaye et, quinze jours après, cet animal mourait.

A son autopsie, nous trouvâmes une hypertrophie considérable de la rate, des nodules purulents très probablement morveux en grand nombre dans le foie et les poumons. La muqueuse nasale dé ce cobaye était saine.

Un deuxième cobaye fut inoculé avec du pus séreux provenant de l'articulation du genou de notre malade. Un mois après nous faisions l'autopsie de cet animal et nous trouvions également des nodules morveux dans le foie et dans les poumons.

Ces diverses inoculations, toutes suivies du même résultat, à savoir : la mort par la morve de l'animal inoculé, l'enquête qui nous a appris que D... avait fréquenté une écurie où était enfermé un cheval atteint de morve chronique, nous semblent mettre hors de doute la nature de la maladie, en présence de laquelle nous nous sommes trouvé.

Ici la présence d'une ulcération douteuse sur les membres inférieurs pouvait mettre sur la voie d'une inoculation directe. Mais le diagnostic présentera des difficultés bien plus grandes lorsqu'il s'agira d'une de ces observations rares, il est vrai, dans lesquelles il est impossible de reconnaître une porte d'entrée et où l'on est obligé d'admettre une contagion à distance. D'ailleurs, à tout prendre, les manifestations articulaires de la morve ne sont-elles pas des lésions de l'infection purulente vulgaire ? Les inoculations sur les animaux et l'étude des bacilles caractéristiques permettent seules de répondre négativement.

Dans le cas que nous venons de rapporter, l'inoculation fut faite avec le pus provenant de l'articulation tibio-tarsienne et on a vu que cette inoculation avait donné lieu, chez un âne, au phénomène caractérisque du jetage dès le septième jour, et que bientôt tout le cortège des symptômes ordinaires de la morve aiguë s'étaient rapidement succédé. Ce n'est pas ainsi certainement qu'agirait du pus provenant d'une arthrite métastatique de l'infection purulente.

La démonstration sera plus certaine encore lorsqu'on aura trouvé dans les jointures et surtout cultivé le micro-organisme de la morve. On sait que la démonstration est faite pour un certain nombre d'humeurs de l'économie et pour le liquide provenant d'un chancre morveux du cheval. MM. Bouchard, Charrin et Capitan ont pu reproduire la maladie typique avec sa forme aiguë chez le solipède, en prenant le microbe à la cinquième culture et en inoculant successivement cinq animaux d'espèces différentes. Israël, assistant de Virchow, est arrivé aux mêmes résultats en cultivant les nodules morveux du poumon d'un cheval.

Jusqu'ici, à notre connaissance, cette culture des bacilles de la morve n'a pas été faite avec les produits recueillis chez l'homme et en particulier avec le liquide pris dans les articulations. Ce serait un supplément d'observation qui viendrait confirmer les expériences dont nous venons de parler.

II. — CHARBON.

Existe-t-il des manifestations articulaires dans cette affection essentiellement infectieuse et dont la nature parasitaire est si nettement démontrée par les travaux de Davaine et de Pasteur? Elles doivent être évidemment très rares, aujourd'hui surtout que, grâce à des traitements tout à fait rationnels, on arrive à localiser l'infection. Aussi dans les observations récentes on ne signale pas, à notre connaissance, d'arthrite charbonneuse.

Chassaignac, dans son traité de la suppuration, rapporte une observation que nous résumons brièvement.

Obs. XIII.

Un homme de 34 ans, bien portant auparavant, contracte le charbon d'un mouton mort de cette maladie. Pustules multiples de l'avant-bras et de la main droite. Cautérisations au fer rouge plusieurs fois répétées. Empâtement et tension élastique qui se propagent les jours suivants à la partie latérale du tronc. Fièvre, endolorissement général des membres et principalement des jointures. Collections séreuses et douleurs rhumatoïdes courant d'une articulation à l'autre. Cou-de-pied, genoux, hanches et ainsi de suite. Nitrate de potasse à haute dose.

L'eschare se détachant, les plaies se cicatrisent, mais le malade n'éprouve plus de douleurs dans les jointures jusqu'à la guérison.

En Allemagne, Bollinger en a décrit quelques cas isolés. En somme, pour juger cette question, il serait nécessaire d'apporter de nouvelles observations plus concluantes que celle de Chassaignac ; ce qui sera peut-être difficile, étant donnée l'innocuité relative que l'on est arrivé à produire.

CHAPITRE IV.

I. — PNEUMONIE.

La nature infectieuse de la pneumonie, entrevue par Marotte, Parrot, Conheim, Klebs, Eberth, affirmée par Koch qui indique la forme ovalaire du coccus spécifique, a été prouvée expérimentalement par Friedlander et Talamon.

Les microbes de la pneumonie sont ovoïdes ou rhomboïdes, de $0\mu,5$ à $0\mu,7$ de dimension, souvent accouplés en diplococci, ou en chapelet. D'après Friedlander, ils sont entourés d'une capsule caractéristique ; leur culture donne un coccus rond, souvent elliptique mais jamais capsulé. Pour Talamon, qui ne leur décrit pas de capsule, ils sont elliptiques, en grain de blé, et deviennent par la culture, lancéolés en grain d'orge. Inoculés, après culture, par Friedlander à des souris et des cobayes, ils ont déterminé de la pneumonie et de plus, le liquide pleural, la rate, le sang de ces animaux sacrifiés renfermaient des cocci encapsulés. Talamon, inoculant des lapins, a produit aussi de la pneumonie, avec pleurésie, péricardite et a trouvé dans les exsudats fibrineux, dans le sang, le coccus elliptique ; celui-ci, cultivé, devenait lancéolé, mais avec des dimensions moindres que dans la première culture.

Afanassiew et M. Cornil, de même que Talamon, n'atta-

chent aucune importance à la capsule décrite par Friedlander. Eux aussi ont inoculé des cultures de diplococci
lancéolés et ont reproduit la pneumonie, avec pleurésie ;
le sang examiné pendant la vie contenait le micro-organisme spécifique.

D'après ces expériences, si le microbe de la pneumonie
se rencontre surtout dans les alvéoles pulmonaires, on le
trouve aussi dans divers points de l'économie, les séreuses
surtout : plèvre, péricarde, méninges ; dans le sang, les
liquides pathologiques ; de plus, le microbe provenant de
ces diverses altérations, cultivé et inoculé, reproduit la
pneumonie.

Le résultat de ces cultures et de ces inoculations est une
preuve absolue de la nature infectieuse de la pneumonie
que, du reste, certaines observations cliniques avaient fait
prévoir.

Nous ne ferons que mentionner les observations de
Parrot (1871) sur la fièvre herpétique avec pneumonie, de
Marotte (1873) sur la fièvre synoque péripneumonique, pour
arriver à Bonnemaison (de Toulouse) (1875) qui, après
avoir rappelé les épidémies anciennes de pneumonies mali-
gnes, attribuées alors à la constitution médicale, a mis hors
de doute la contagiosité de la pneumonie et par suite sa
nature infectieuse. Comment nier l'infection lorsqu'on
voit, par exemple, dans la même maison, un vieillard de
76 ans, mourir de pneumonie adynamique en six jours, sa
fille être atteinte de pneumonie, et le fils de cette femme,
soldat venu en permission, tomber malade deux jours après
son arrivée, de pleuro-pneumonie dont il guérit ; et, plusieurs autres cas tout aussi probants qui donnèrent à l'auteur une conviction absolue : « La pneumonie, dit-il, n'a
jamais été inoculée, mais elle est certainement inoculable. » Prévision que plus tard l'expérience devait réaliser.

Herbert Hardwich (de Scheffield) (1876), dans une lettre
écrite à la *Gazette Médicale*, tendait aussi à prouver qu'il
existe une pneumonie épidémique et contagieuse, et cite,

entre autres exemples, un cas de transmission d'une pneumonie à trois individus, d'un vieillard à tous ses parents venus auprès de lui, d'un malade à six de ses voisins, et conclut en disant qu'il existe bien une pleuro-pneumonie infectieuse des bestiaux, et que les faits semblent en faveur d'une affection analogue chez l'homme.

De l'observation clinique, de l'expérimentation, nous sommes donc amené à dire avec M. le professeur Germain Sée, que « la pneumonie, dite fibrineuse, ne pouvant pas être produite par des agents irritants ordinaires, mais l'étant par un agent spécifique, mis au contact du tissu pulmonaire et qui s'y multiplie, est une maladie infectieuse, non dans le sens de maladie générale, mais dans celui de maladie parasitaire, microbienne. »

Le microbe peut se cantonner dans l'appareil pulmonaire, la pneumonie reste alors locale; il peut au contraire envahir les organes voisins, plèvre, péricarde, et pénétrer dans la circulation générale par la voie lymphatique ou sanguine, la pneumonie est alors *infectante*.

La découverte du microbe de la pneumonie dans le sang, dans le liquide pleural, péricardique, dans les méninges (Leyden), tout en mettant hors de doute la nature infectieuse de l'affection, est venue jeter un jour nouveau sur un certain nombre de lésions pleurales, péricardiques, articulaires, etc., considérées jusqu'à ce jour comme des complications inexpliquées de la pneumonie.

C'est ainsi que les manifestations articulaires, observées depuis longtemps dans le cours de la pneumonie, étaient attribuées au rhumatisme, et nous voyons Chomel dire: « Le rhumatisme n'attaque pas seulement les personnes saines, il peut survenir dans le cours d'autres maladies, telles que le typhus, la *péripneumonie*, et surtout les diverses maladies chroniques. »

Parise présentait, en 1840, à la Société anatomique, comme un exemple de rhumatisme suppuré, l'observation d'un homme qui fut pris, à la suite d'une pneumonie, d'un rhumatisme articulaire dans les deux épaules et un genou ; les accidents, légers dans deux articulations, persistèrent dans l'épaule gauche : gonflement considérable, empâtement, suppuration, fusées purulentes, mort après deux mois. A l'autopsie, outre la suppuration de l'épaule, on trouva des lésions tuberculeuses du poumon, et une péricardite avec épanchement, méconnue pendant la vie. Ne doit-on pas attribuer ces accidents à l'infection pneumonique, plutôt qu'au rhumatisme, interprétation qui, du reste, ne satisfaisait pas Barth, ainsi que le prouve cette phrase : « Il serait convenable d'admettre dans un cadre spécial, une affection des extrémités articulaires des os simulant le rhumatisme, mais autre que ce dernier et pouvant en être distinguée. »

En 1850, Andral présentait, sous le nom de rhumatisme suraigu ayant amené rapidement la mort, l'observation d'une femme de 67 ans, qui, étant en convalescence d'une pneumonie du lobe inférieur gauche, fut prise de violentes douleurs aux deux articulations scapulo-humérales, et du coude droit, avec gonflement et rougeur de la peau. Huit à neuf jours après, la malade succombait sans autres symptômes qu'une douleur violente, un pouls de plus en plus fréquent, un état général d'angoisse et d'affaissement rapide. A l'autopsie on trouva du pus dans les deux articulations de l'épaule et dans les bourses séreuses environnantes, et un liquide lactescent dans l'articulation du coude ; rien dans les autres organes pouvant dénoter une résorption purulente.

Si, dans quelques cas, on peut invoquer la continuité pour expliquer cette inflammation, il n'en est pas moins vrai que celle-ci se manifeste quelquefois individuellement au déclin des pneumonies franchement inflammatoires, ainsi que E. Duval l'a fait remarquer.

Gintrac a publié une observation dans laquelle pneumonie, péricardite, lésions articulaires étaient évidemment sous la même influence infectieuse : c'est le cas d'un malade qui d'emblée fut pris de fièvre, toux, oppression, douleurs dans les épaules, le coude gauche, le genou du même côté. Le onzième jour il mourait avec délire, petitesse du pouls, dyspnée, tuméfaction considérable des articulations malades, double pneumonie de la base et péricardite. L'autopsie montre les lésions de la pneumonie (2me et 3me degrés), de la péricardite. Les articulations scapulo-humérales, cubito-humérales et tibio-fémorales sont remplies par un pus véritablement phlegmoneux, épais, jaunâtre. La membrane synoviale présente en divers points une rougeur intense. En dehors de ces cavités, tout est resté dans l'état normal. Les fibres musculaires, les tendons, le tissu cellulaire n'offrent aucune modification morbide.

Toutes ces lésions articulaires, dans les observations précédentes, sont imputées au rhumatisme ; cependant, dès 1841, dans son Traité de la pneumonie, Grisolle s'était élevé contre l'origine prétendue rhumatismale d'accidents analogues qu'il avait observés. « Quelle est la nature des douleurs articulaires que je viens de décrire ? » dit Grisolle. « Faut-il les considérer comme étant rhumatismales ? Je l'avais cru d'abord. Mais si l'on réfléchit que l'un des caractères les plus remarquables des douleurs tenant au rhumatisme, c'est-à-dire la mobilité, a constamment manqué, qu'il n'y a eu de tuméfaction que dans un seul cas, on sera autorisé à élever quelques doutes. Enfin, l'autopsie ayant montré une fois que du pus existait dans les articulations malades, on aura un nouvel argument pour regarder ces douleurs comme n'étant pas de nature rhumatismale. » Et, plus loin : « Il y avait donc beaucoup de ressemblance entre cette lésion et les abcès articulaires qu'on observe dans les résorptions purulentes... Mais si nous devons conserver quelques doutes sur l'origine du pus, il est, je crois, bien démontré par l'étude que je viens de faire, que les douleurs articulaires observées chez ce malade n'étaient pas de nature rhumatismale. » Avec les idées actuelles,

noùs n'aurions rien à ajouter, car Grisolle, par le raisonne-
ment et l'interprétation des faits, était arrivé à des conclusions dont, quarante ans plus tard, l'expérimentation devait
prouver la justesse.

L'influence infectieuse ne fait aucun doute dans les cas
rapportés par Bourcy. Les accidents articulaires surviennent
sans causε déterminante appréciable, le onzième jour de la
maladie, et le troisième jour de la pneumonie, ils ne s'accompagnent d'aucun des phénomènes habituels à l'invasion
des articulations par le rhumatisme ou par la pyohémie, un
léger frisson le matin et aucune élévation de température;
le lendemain même on constate un abaissement de un degré,
coïncidant avec la disparition presque complète du souffle
pulmonaire. Les phénomènes objectifs ont imposé l'idée
d'un simple épanchement séreux alors que, trois jours
après, l'autopsie démontrait la présence du pus. Il y a donc
eu manque de rapport complet entre les accidents divers
observés et la gravité de la maladie que la température démontrait, fait qui ne peut s'expliquer que par l'idée d'une
infection ayant déterminé des lésions pulmonaires, *articulaires* et cardiaques. Les mêmes considérations s'appliquent
à l'observation communiquée par Doléris.

Massalongo (de Vérone), a produit un certain nombre de
faits observés à Trégnago pendant une épidémie locale de
pneumonie. Cette épidémie fut particulièrement grave, déterminant, par pneumonie généralement double, une mor-
talité de 30 0/0. Parmi les complications qui attirèrent l'attention du D' Massalongo, figurent des accidents articulaires
qu'il désigne sous le nom de phlogose articulaire aiguë, et
qui offrent ceci de particulier, contrairement à ce que nous
avons constaté jusqu'ici, c'est qu'ils furent peu graves et
n'entraînèrent pas de suites fâcheuses.

Dans son livre sur les pneumonies parasitaires, M. Germain Sée disait qu'en examinant et en cultivant l'exsudat
articulaire, il était à supposer qu'on trouverait le microbe
spécifique, le pneumococcus. Il semble que cet appel ait été

entendu ; quelques mois à peine après la publication de cet ouvrage, Max Schüller, dans un travail auquel nous avons fait souvent allusion, montrait l'existence du pneumococcus de Friedlander. Ses recherches ont été faites soit sur le vivant, dans deux cas où l'arthrite avait amené la nécessité d'une résection, soit sur le cadavre. Il a trouvé d'abord des streptococci vulgaires, alors même que le liquide articulaire était encore assez clair. En revanche, les microcoques ellipsoïdes, volumineux, réunis en chaînettes, tels que les a décrits Friedlander, existent dans le liquide, même franchement purulent ; cependant ils sont beaucoup moins nombreux que dans le poumon, lorsqu'on examine le suc provenant du raclage d'un foyer pneumonique. Malheureusement tous ces faits manquent de la démonstration que donne la culture et la reproduction de la maladie par le liquide de culture.

Étude clinique. — De l'analyse des faits que nous avons rapportés plus haut, il semble que l'arthrite pneumonique est le plus souvent multiple, mais que l'épaule est plus fréquemment atteinte, 10 fois sur 30.

L'invasion peut se faire à toutes les périodes de la pneumonie ; au début, dès les premiers jours (Grisolle, Bouchard) coïncidant même avec les premiers accidents pulmonaires (Gintrac); pendant les périodes d'hépatisation rouge ou grise (Grisolle, Doléris), ou pendant la convalescence (Massalongo).

Aucun phénomène général ne survient en même temps que l'invasion : on a signalé un léger frisson (Gintrac, Bouchard, Doléris), mais dans l'observation de Gintrac où tous les accidents survinrent en même temps, on peut l'attribuer à l'infection générale ; dans les faits de M. Bouchard, Doléris, sa valeur est bien affaiblie par cette circonstance qu'il ne fut pas suivi d'une élévation de température ; au contraire, le lendemain de la déclaration des arthrites, une rémission de un degré fut observée, sans pour cela, il est vrai, que les phénomènes généraux diminuassent d'intensité.

La lésion articulaire est caractérisée symptomatiquement par une douleur bruyante survenant brusquement, spontanée, avec exacerbations, augmentant par la pression et les mouvements ; par une tuméfaction plus ou moins considérable, de la fluctuation dans certains cas, souvent sans rougeur ; Grisolle ne l'aurait pas constatée une seule fois ; dans le cas de MM. Bouchard, Duplay, en raison de l'absence de rougeur et de chaleur, on pouvait conclure à la présence de sérosité, alors que le lendemain, sans que les signes objectifs eussent changé, le malade mourait et l'on trouvait du pus phlegmoneux dans l'articulation.

La durée de ces phénomènes est très variable ; la mort est survenue huit fois sur treize ; et cela s'explique aisément, car la maladie infectieuse tend à généraliser ses manifestations sur des individus dans de mauvaises conditions organiques, et qui, de ce fait, ne sont pas en état de supporter cette infection. Il semble du reste, que plus l'invasion articulaire se rapproche de la période d'état de la pneumonie, plus elle est d'un pronostic fâcheux ; les quatre cas de Massalongo surviennent pendant la convalescence, le cas de Grisolle à la période de décroissance. La mort est survenue du huitième au douzième jour, la guérison s'est effectuée dans une période de trente à quarante jours.

Grisolle, dans la seule autopsie qu'il pratiqua, avait remarqué le contraste qui existait entre la nature de l'épanchement (toujours du pus phlegmoneux) et le désordre des parties constituantes de l'articulation : cartilages, extrémités osseuses, tendons environnants ; la seule lésion était une injection des franges synoviales. La même particularité se représente dans les observations faites depuis lors, à l'exception du cas de Parise, qui n'est pas très concluant, car la tuberculose avait bien pu apporter son influence ; mais, par contre, Andral, dans son observation, fait remarquer que la membrane synoviale ne présentait, comme altération, qu'une rougeur intense, cessant brusquement sur le cartilage articulaire, qui avait conservé son aspect ordinaire. Gintrac ne signale qu'une rougeur de la synoviale (1).

II. — ERYSIPÈLE.

Les phlegmasies articulaires survenant au cours ou à la suite d'un érysipèle n'ont pas été souvent observées, et nous n'avons pu recueillir sur ce sujet qu'un nombre de matériaux assez restreint.

Musgrave semble avoir été frappé le premier de la coïncidence qui existe parfois entre l'érysipèle et l'arthritisme, et dès 1709, dans un travail sur l'arthritisme anormal, il signale l'érysipèle parmi les accidents morbides que peut déterminer cette diathèse.

Lorry parle dans le même sens ; Joseph Frank signale un érysipèle arthritique ; Trastour en cite un survenu au cours d'un rhumatisme noueux ; Giuseppe Profeta range cette affection parmi les dermatoses symptomatiques du rhumatisme et de la goutte. Tout l'arthritisme est invoqué, et, déjà bien avant le professeur de Palerme, Pierre Frank, pensait que la goutte rétrocédée pouvait revêtir la forme de différentes affections cutanées, en particulier de l'érysipèle.

Le chaos de cette période s'explique si l'on songe que, pendant bien longtemps, on a ignoré la véritable nature de la maladie ; tant qu'on l'a considérée comme une dermite ordinaire, quelle raison de l'affranchir des relations qu'offraient avec l'arthritisme les autres éruptions cutanées.

Plus près de nous cette thèse est reprise et soutenue. Perroud, Auger considèrent l'érysipèle comme une ma-

(1) M. Jaccoud (Ac. des sciences, 24 mai 1886) admet l'infection purulente par suite de foyers pneumoniques en suppuration.

nifestation rhumatism̀ale lorsqu'il coïncide avec des polyarthrites; il relève d'une même diathèse offrant des localisations anatomiques différentes. C'est à la démonstration de ce point que vise le travail du premier de ces auteurs, dont le titre seul résume toute la pensée ; à côté de l'érysipèle traumatique, des nouveau-nés, des scrofuleux, paludéens, il y a « l'*érysipèle rhumatismal* ».

Pour Zuelzer, l'arthrite n'est qu'une complication de voisinage ; d'après lui, sont seules prises les articulations superficielles que recouvrent les téguments enflammés ; nouvelle interprétation à ajouter à celles qui précèdent.

Nous rencontrons les mêmes divergences si nous consultons les travaux classiques : dans son article sur l'Érysipèle, M. Raynaud, parlant des arthrites observées dans cette affection, conclut à une simple coïncidence, tandis que le professeur Gosselin, quelques pages avant, considère ces arthrites comme étroitement liées à l'érysipèle sous la dépendance duquel il les place.

Cette dernière opinion a été adoptée et défendue par Bourcy et a fait l'objet d'un travail de Boucher. L'intime parenté des deux affections commence à s'affirmer et Schüller vient d'apporter un argument puissant à cette théorie, en découvrant les bactéries caractéristiques dans le liquide d'arthrites, survenues chez deux malades érysipélateux.

On sait aujourd'hui que l'érysipèle est une maladie infectieuse, et, qu'à tous les titres, elle mérite ce nom. Si nous consultons l'historique complet qu'a donné de cette question, notre ami Denucé, dans sa très intéressante thèse inaugurale, nous voyons, en effet, que sa contagiosité soupçonnée par Lorry en 1777, niée après lui, est définitivement et presque universellement admise avec Velpeau, puis avec Trousseau. Mais la nature du contage était à trouver ; les recherches intéressantes de Fehleisen, qui s'est aidé des travaux de ses prédécesseurs, lui font découvrir le *streptococcus erysipelatus*. Il le décrit, le cultive, l'inocule et établit qu'il est la seule cause des érysipèles. Le retrouve-

t-on dans le sang? Denucé a observé les chaînettes caractéristiques du streptococcus dans la plupart des organes
présentant les lésions secondaires de l'érysipèle, et dans
les capillaires qui s'y rendent.

Nous plaçant maintenant au point de vue clinique, nous
croyons qu'il faut tout d'abord éliminer certaines observations telles que celles de Perroud, où un érysipèle apparaît au cours d'une attaque de rhumatisme articulaire aigu; il y a bien réellement là coïncidence pure et
simple et nous ne pouvons admettre cette observation
comme entrant dans notre cadre.

Parmi les cas qui nous restent, il y a encore des distinctions à établir, et les arthrites offrent des différences dans
leur marche, leur terminaison, leur pronostic. Tantôt, en
effet, un individu a mené à bonne fin un érysipèle de la
face, la température est tombée brusquement de 3° (1),
la desquamation commence, lorsque, tout d'un coup, la
température remonte, plusieurs articulations rougissent, se
tuméfient, deviennent douloureuses. Parfois, le lendemain,
une articulation se trouve atteinte qui avait été épargnée
la veille; ajoutons, à ce qui précède, les manifestations
cardiaques souvent concomitantes et nous aurons le tableau
complet d'une attaque de rhumatisme articulaire aigu. Le
malade de Dérignac, auquel nous faisons allusion, n'avait
pas eu précédemment de manifestations rhumatismales,
mais il n'était âgé que de 19 ans et son père était arthritique.

Dans l'observation III de Perroud la marche et la terminaison sont les mêmes : fluxion polyarticulaire survenant sept jours après que l'érysipèle est complètement
éteint; nous assistons encore ici à l'explosion d'une attaque
de rhumatisme consécutive à l'érysipèle et provoquée par
lui.

Cette première catégorie est représentée par des arthrites

____

(1) Dérignac. In th. de Bourcy.
  De Lapersonne.

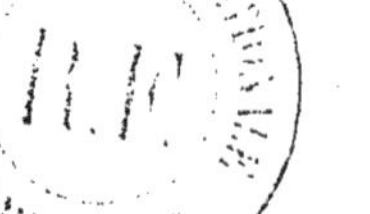

multiples, mobiles et fugaces, avec rougeur, hydarthrose parfois, et modifiables par le salicylate de soude (observ. de Dérignac). Il y a bien réellement un réveil de la diathèse rhumatismale et aussi bien que l'érysipèle, une autre maladie pourrait en être la cause occasionnelle (Charcot).

Dans un second groupe viennent se ranger les arthrites souvent mono-articulaires pouvant frapper cependant deux ou plusieurs jointures ; fixes, d'une cure plus lente que les précédentes, ayant une remarquable tendance à l'ulcération des cartilages, pouvant se terminer par ankylose ou entraîner la mort avec un état infectieux, typhique très net. Le salicylate de soude n'agit pas sur ces cas. Ainsi que le fait remarquer Gosselin, c'est une question de degré dans l'intensité de l'inflammation ; si la suppuration ne survient pas, l'arthrite « se comporte comme toute autre arthrite non suppurante d'origine infectieuse, comme celle de l'état puerpéral, par exemple, elle se termine par résolution avec retour des mouvements, ou avec ankylose complète... Si, au contraire, elle suppure et si la suppuration se fait jour au dehors, avant que l'érysipèle soit terminé, la maladie est aggravée par les conséquences possibles de l'arthrite suppurée. »

Les deux cas de Schüller, où l'existence des streptococci a été constatée, avaient revêtu la forme d'hydarthrose.

De ce rapide aperçu sur les arthrites de l'érysipèle, il résulte qu'il peut exister, dans le cours ou au déclin de cette affection, des poussées rhumatismales franches, mais qu'à côté on rencontre aussi des arthrites nettement érysipélateuses. Il serait évidemment à désirer que la recherche du bacille caractéristique pût être faite dans un plus grand nombre de cas ; il faudrait surtout que les cultures et les inoculations en série vinssent corroborer ces renseignements. Mais il ne nous est pas nécessaire d'avoir les résultats fournis par la bactériologie pour démontrer la nature infectieuse de ces arthrites ; ces résultats ne peuvent que confirmer les renseignements de la clinique.

III. — MÉNINGITE CÉRÉBRO-SPINALE.

Depuis quelques années, on étudie cette variété particulièrement grave de méningite, se présentant souvent sous forme d'épidémie, dont le caractère infectieux et contagieux a frappé les premiers observateurs. L'examen bactériologique a permis de retrouver dans les méninges un grand nombre de microbes, cocci ou diplococci en chaînettes. On a constaté aussi des bactéries rondes, lancéolées, en forme de citron, comme ceux de la pneumonie. Ces résultats concordent, du reste, avec les observations cliniques qui avaient montré les rapports entre la pneumonie et la méningite cérébro-spinale (Grisolle, Laveran, Barth et Poulin, etc.) Sans insister sur la pathogénie de cette infection, qu'il s'agisse d'une variété de grippe (M. Lévy), d'un typhus (Boudin), ou d'une fièvre éruptive anormale (Laveran); ce qu'il y a de très net, ce sont les complications articulaires. Dès le début, ou à une période peu avancée, du cinquième au onzième jour (Tourdes), on voit se produire des arthrites aiguës, souvent suppurées. Le genou, les grandes articulations, sont le plus fréquemment pris, et il est possible aussi qu'il existe des lésions du côté des jointures de la colonne vertébrale. Dans ces arthrites, le liquide trouble plus ou moins épais, mais pas toujours purulent, ne renferme pas nécessairement des microbes. Quand on a affaire à une arthrite purulente, avec état rougeâtre, rosé, transparent des cartilages, accompagné d'une hyperémie et d'une tuméfaction bourgeonnante de la synoviale, on trouve toujours un grand nombre de bactéries rondes, de zooglœes (Cornil et Babès).

CHAPITRE V.

I. — SCARLATINE.

La fréquence des accidents articulaires, au cours de la scarlatine, a depuis longtemps été constatée : avant Trousseau, qui les regarde comme presque constants, Graves, Pidoux, Chomel et Grisolle, en avaient noté avec soin les rapports et la marche clinique. Sennert, Daring, Murray, Borsieri, Wood, Kreyssig, Duchâteau, Kennedy, et tant d'autres ont contribué, par leurs travaux, à établir la physionomie propre de cette détermination, sans que pour cela on soit aujourd'hui beaucoup mieux fixé sur sa nature.

Les contemporains ont, en effet, repris la question au point de vue pathogénique, et conclu de différentes manières.

Les uns, avec M. Blondeau, établissent une identité entre la scarlatine et le rhumatisme ; d'autres, avec MM. Peter, Sanné, croient que le rhumatisme vrai s'éveille à propos de la scarlatine ; d'autres enfin, avec MM. Jaccoud, Bourcy, pensent que les arthropathies au cours de la scarlatine ne sont que des déterminations locales d'une cause générale, l'infection par le virus scarlatineux.

La discussion de ces différentes opinions doit nous arrêter un instant, car il s'agit de savoir si ces manifestations articulaires rentrent dans notre cadre des arthrites infectieuses. Hâtons-nous, du reste, de trancher la question pour quelques-unes d'entre elles: il se produit en effet au cours de la scarlatine des arthrites suppurées d'emblée, avec des symptômes généraux graves, suivis le plus souvent de mort, et qui appartiennent évidemment à l'infection purulente ; cette complication a lieu ici au même titre que dans toutes les maladies fébriles graves, et pour elle, il ne saurait y avoir de discussion, quant à la nature infectieuse du processus.

On trouvera dans tous les livres récents, une réfutation complète de l'opinion soutenue par M. Blondeau. Cet auteur, se fondant sur l'analogie des déterminations diverses, angines, arthralgies, érythème, congestions pulmonaires, endocardite, etc., avait conclu de « l'identité de formes et d'allures, à l'identité de nature » entre le rhumatisme et la scarlatine. Cette théorie ingénieuse n'est plus guère défendue aujourd'hui, et nous ne nous y arrêterons pas plus longtemps, renvoyant pour la discussion aux ouvrages précités.

La coïncidence du rhumatisme vrai avec la scarlatine compte au contraire baucoup de partisans. Pour M. Peter, il n'y a pas de doute : le rhumatisme se manifeste chez les scarlatineux avec son cortège habituel de complications articulaires et viscérales ; pour cela, il suffit qu'il y ait une prédisposition, c'est la diathèse rhumatismale. Mais pourquoi la scarlatine aurait-elle le pouvoir de réveiller cette diathèse ? M. Sanné pense trouver l'explication de ce fait dans les modifications du système cutané : « Les phénomènes articulaires et cardiaques qui se manifestent dans le cours de la scarlatine sont de nature rhumatismale ; ils se développent en vertu d'une affinité très grande du rhumatisme pour la scarlatine, affinité qui reconnaît pour cause une diathèse rhumatismale préexistante, ou la modification que la scarlatine imprime à la peau, modification analogue à celle que produit le rhumatisme. »

A cela nous répondrons d'abord que cette modification du fonctionnement de la peau se rencontre dans nombre d'autres affections que la scarlatine, et que, par suite, il n'y a pas de raison pour que cette dernière ait plus spécialement la faculté de réveiller la diathèse rhumatismale. D'autre part les auteurs sont loin d'être d'accord pour reconnaître une analogie complète, entre l'attaque de rhumatisme articulaire aiguë et ce qu'on a appelé le rhumatisme scarlatin. Hénoch s'oppose complètement à cette manière de voir. Bokaï donne trois caractères de la synovite scarlatineuse : 1º elle est une maladie légère qui guérit pour ainsi dire sans l'intervention du médecin ; 2º elle possède une certaine fixité ; 3º elle ne montre aucune tendance à la récidive. En outre, il y a un petit nombre d'articulations prises, et on ne retrouve pas toujours les antécédents arthritiques et rhumatismaux chez les scarlatineux atteints de manifestations articulaires. Enfin, il faut bien reconnaître que ces arthrites, dans la scarlatine, ont une tendance réelle et fréquente à la suppuration, comme nous le verrons plus loin, et c'est là une différence capitale avec les arthrites rhumatismales.

L'anatomie pathologique n'est pas d'un grand secours pour trancher la question de doctrine ; il y a peu d'examens d'arthrites scarlatineuses rapportés complètement dans les observations. Dans les cas d'arthrites aiguës non suppurées, on trouve des lésions de l'arthrite rhumatismale aiguë : injection de la synoviale, multiplication des cellules des franges synoviales, prolifération des cellules cartilagineuses, et segmentation de la substance fondamentale comprise entre les capsules primitives.

Dans les arthrites suppurées, la synoviale épaissie est très injectée, les cartilages sont érodés, et peuvent disparaître complètement ; on a observé le détachement des épiphyses, et un cas de luxation spontanée du fémur (Samml).

L'examen bactériologique du liquide contenu dans ces articles, et des tissus qui les constituent, serait une donnée précieuse pour déterminer la nature des arthrites. Le plus souvent on trouve dans le contenu articulaire du rhumatisme scarlatin des coques arrondis, uniques ou accouplés et adhérents soit à des débris épithéliaux, soit à des globules de pus. Schüller a vu des bâtonnets courbés avec renflements semblables à ceux de la diphtérie. Il a vu aussi le microbe de Friedlander dans deux cas de scarlatine se compliquant de pneumonie. En somme il pense, avec Loffler, que la scarlatine n'a pas une part directe dans la formation de ces foyers parasitaires, il y aurait une infection secondaire, diphtérie, pneumonie.

D'autre part Friedlander a examiné à l'état frais le pus de synovites scarlatineuses multiples, sans affection cardiaque, et y a trouvé des microcoques. A l'autopsie de cette malade, il a trouvé les mêmes micro-organismes non seulement dans le pus, mais dans l'épaisseur de la synoviale même ; en certains endroits les microcoques étaient plus nombreux que les globules de pus. Cette constatation n'a rien que d'attendu, et manque des caractères précis qui peuvent faire attribuer à ce micro-organisme un caractère spécifique, en rapport avec la scarlatine.

La marche clinique des manifestations articulaires dans la scarlatine commence à être bien connue. On en distingue trois formes bien nettes: 1° l'arthrite séreuse aiguë, non suppurée, à allures rhumatismales : c'est ce qu'on a appelé le rhumatisme scarlatin ; 2° l'arthrite séreuse qui passe à la suppuration ; 3° l'arthrite purulente d'emblée, accompagnée des phénomènes de l'infection purulente.

La première forme débute ordinairement à la fin de la deuxième semaine, c'est-à-dire au début de la période de desquamation. Peu d'articulations sont prises ; le poignet de préférence, quelquefois les genoux, les articulations tibio-tarsiennes ; Graves cite quatre exemples de localisation aux vertèbres du cou, et particulièrement à l'articulation atloïdo-axoïdienne. La douleur, la rougeur et le gonflement sont modérés. La fièvre courte et légère ne dépasse pas 39°.

La migration des fluxions articulaires est rare, ce qui distingue nettement ce processus des polyarthrites rhumatismales. Cette manifestation, quelquefois très légère, peu douloureuse, est généralement courte (de quelques heures à un ou deux septénaires) et ne montre aucune tendance à la récidive.

Bokaï décrit une synovite séreuse à marche subaiguë ou chronique pouvant se terminer par tumeur blanche ; il pense avec raison que la constitution scrofuleuse ou tuberculeuse joue ici un rôle prédisposant.

L'arthrite d'abord séreuse, avec tendance à la suppuration, est regardée comme assez fréquente d'après les témoignages de Kennedy, Corrigan, Duchâteau et Trousseau. L'affection débute comme un cas de polyarthrite séreuse simple, puis au bout de trois ou quatre jours, la fièvre, les frissons, l'aggravation des phénomènes généraux, en même temps que l'augmentation de la rougeur et du gonflement articulaire, indiquent l'apparition du pus dans l'article. Pour Bokaï, la maladie se termine rapidement par la mort, ou passe à la suppuration chronique pour aboutir à l'ankylose. Hénoch dit que cette forme met rarement la vie en danger.

Enfin, on peut observer, avons-nous dit, dans la scarlatine, des arthrites purulentes d'emblée, qui font partie du syndrome de l'infection purulente. C'est une complication qui n'a rien de particulier à la scarlatine, et que nous retrouvons dans beaucoup d'états infectieux graves.

Hébra, Kaposi et Hénoch ont décrit des cas rares d'arthrites purulentes produites par l'irruption d'abcès périarticulaires dans les cavités synoviales ; le dernier de ces auteurs les considère comme des processus emboliques provenant des veines et des lymphatiques du tissu cellulaire du cou (phlegmons), de thrombose de la jugulaire, de gangrène du pharynx, etc. Cette forme, accompagnée de symptômes septicémiques graves, est polyarticulaire et se termine presque toujours par la mort.

II. — VARIOLE.

C'est à Rilliet et Barthez que commence l'histoire des lésions articulaires aiguës concomitantes de la variole. Ces observateurs distinguent judicieusement les arthropathies causées par la propagation des manifestations cutanées de la maladie aux tissus et organes sous-jacents, et les arthrites varioliques proprement dites. Ces dernières se réunissent en deux groupes bien différents : les arthrites suppurées et les arthropathies simples. Les abcès articulaires de la variole ressemblent à tous ceux que nous avons déjà vus dans le cours des maladies infectieuses pyogéniques. Ils se rattachent bien manifestement à l'état pyohémique secondaire causé par la suppuration de l'éruption exanthématique ; ils ne nous arrêteront donc pas. Il nous suffira de rappeler avec Rilliet et Barthez que la guérison peut survenir, même après évacuation de la collection purulente au dehors.

Les seules manifestations articulaires intéressantes de la variole sont les arthropathies à forme rhumatismale. Voyons comment elles se présentent en clinique : « Plusieurs fois, disent Rilliet et Barthez, nous avons vu la phlegmasie se circonscrire autour des articulations qui étaient gonflées, rouges et douloureuses. Semblable alors au rhumatisme articulaire qu'elle simulait à s'y méprendre, l'inflammation envahissait une jointure et passait rapidement à une autre, ou elle en occupait plusieurs à la fois et disparaissait dans un intervalle de trois à dix jours, sans laisser trace de son passage, etc. » S'agit-il donc là vraiment d'un rhumatisme proprement dit ? C'est à cette opinion que semblait se rattacher le professeur Brouardel qui observa cinq cas de rhumatisme secondaire : « Vers la fin de la période de desquamation une complication nouvelle, un rhumatisme articulaire aigu, vient assez souvent enrayer la convalescence et cela, aussi bien chez les malades qui ont eu des varioles discrètes, que chez ceux qui ont eu des varioles cohérentes ou confluentes.» — « Ces rhumatismes occupent les grandes et petites articulations, parfois le périoste des os longs ; ils s'accompagnent de fièvre, sont peut-être moins mobiles dans leurs manifestations que le rhumatisme aigu primitif, et lorsqu'ils donnent naissance à des endo-péricardites, celles-ci revêtent tous les caractères des lésions cardiaques rhumatismales. Dans les deux autopsies (non compliquées de pleuro-pneumonie) que nous avons faites, les cavités splanchniques séreuses et articulaires ne contenaient pas de pus. »

Bourcy, dans sa thèse, réduit à deux types les déterminations articulaires de la variole. Le premier, véritable pseudo-rhumatisme erratique, se caractérise par des arthropathies toujours légères, disparaissant au bout de huit à dix jours sans laisser trace de leur passage; les douleurs, plus ou moins vives s'accompagnent d'une tuméfaction modérée et d'une rougeur légère des régions atteintes. La seconde forme, dont Guersent cite une belle observation, arthrite suppurative au premier chef, se localise d'emblée à un petit nombre de jointures, parfois même n'attaque qu'une seule articulation, mais devient rapidement purulente, et ne tarde pas à se faire jour à l'extérieur. Souvent alors, comme dans les cas rapportés par Bidder, des fragments osseux sont éliminés et la guérison n'est pas impossible, malgré la gravité extrême de la situation.

C'est d'ordinaire au décours de la variole, au moment de la période de dessiccation, alors que la convalescence semble s'annoncer sous de bons auspices, qu'éclatent toutes ces manifestations arthropathiques, légères ou graves.

La nature de ces accidents articulaires est aussi discutable que leur pathogénie. Pour Rilliet et Barthez, il est impossible de ne pas voir dans la multiplicité des phlegmasies, dans leur dissémination, dans leur passage rapide

d'un point à un autre, dans « la fréquence et la facilité du
dépôt purulent, l'influence d'une cause générale, sorte d'infection analogue à la diathèse purulente. » Pour Bidder, qui
observa cinq cas d'arthropathies suppurées secondaires à la
variole et développées chez des enfants au-dessous de 5
ans, il y eut toujours formation d'abcès cutanés et sous-
cutanés concomitants. Aussi, pour cet auteur, s'agit-il de
la propagation des lésions inflammatoires suppuratives
des parties superficielles aux articulations sous-jacentes.
Bourcy rejette les théories de la métastase, celle de l'inflammation propagée couche par couche aux séreuses articulaires ; il n'accepte que pour un petit nombre de cas la
résorption purulente, et, repoussant l'hypothèse d'un vrai
rhumatisme que rien ne permet d'accepter, il arrive à conclure que l'intoxication variolique elle-même est la cause
déterminante de ces pseudo-rhumatismes. Quant à nous,
nous demandons de nouvelles observations concluantes :
le jour où les microbes de la variole bien étudiés, cultivés
et reproduits expérimentalement, auront été décelés dans
la sérosité inflammatoire des articulations variolisées, la
preuve sera faite ; jusque-là il nous paraît logique d'attendre pour nous prononcer.

III. — ROUGEOLE.

L'histoire des arthropathies qui peuvent se rattacher
directement ou non à la rougeole appartient à la pathologie
chirurgicale.

En 1845, Bonnet, dans son Traité des maladies des articulations, s'occupant des fièvres éruptives, disait : « Lorsqu'une fièvre éruptive, telle que la rougeole, la scarlatine ou
la petite vérole, suit un cours irrégulier, et surtout lorsque
l'éruption cutanée est incomplète, il se manifeste quelquefois des douleurs et des inflammations disséminées
dans diverses jointures. Le rhumatisme articulaire qui sur-

vient alors doit, sans doute, être distingué du rhumatisme
aigu primitif. De même que la scarlatine et la petite vérole
sont des maladies spéciales dont les causes, les symptômes
et le traitement ont un caractère à part, de même les rhumatismes qui leur sont consécutifs ont un caractère spécial et présentent des indications particulières. »

Rilliet et Barthez ne parlent pas des déterminations articulaires de la rougeole ; mais, à propos de l'action de la
rougeole sur la tuberculose et sur la scrofule, ils rapportent deux observations intéressantes.

En 1865, Marjolin présenta à la Société de chirurgie
un fémur provenant d'un enfant mort de rougeole après
avoir présenté tous les symptômes d'une coxalgie. Valette,
dans l'article Coxalgie, du *Nouveau dictionnaire de médecine et chirurgie pratiques*, cite deux exemples de coxalgie
succédant l'un à la variole, et l'autre à la rougeole.

Ollier indique la possibilité d'inflammations articulaires
dans la convalescence des fièvres éruptives. « Dans la convalescence des scarlatines, des rougeoles, des dysentéries,
du typhus, on a observé des inflammations articulaires
qui ne paraissent pas mériter une description spéciale. »

Untenberger rappelle le cas d'une jeune fille qui fut
atteinte de douleurs articulaires six jours après la disparition de l'exanthème.

Thomas admet comme possibles, mais bien rarement
observées, les lésions internes, les inflammations des séreuses et des articulations. Il cite, à ce propos, un cas dû
à Meyer-Hoffmeister, dans lequel se développa une arthrite tibio-tarsienne, un autre cas dû à Koller dans lequel
existait une double arthrite fémoro-tibiale, une troisième
observation rapportée par Wagner où les lésions arthropathiques se localisèrent à la hanche, enfin un quatrième
fait de Niemeyer dans lequel la désignation des articulations atteintes n'est pas spécifiée.

M. Descroizilles déclare, dans son Manuel, à propos de
la rougeole, qu'il n'est pas rare de voir se développer des

arthrites ou des tumeurs blanches dans le cours de cette pyrexie.

M. Jollet (Thèse de Paris, 1884) pense que la rougeole ne paraît pas avoir de tendance à affecter les articulations, et il ne craint pas d'ajouter : « L'opinion des auteurs qui donnent cette maladie comme le point de départ fréquent d'arthrites nous semble très exagérée. »

Étant admis, avec la plupart des contemporains, ce fait que des arthrites peuvent, assez rarement, se développer dans le cours de la rougeole, il nous reste à rechercher la nature même de ces arthropathies. Tout d'abord il faut reconnaître, ici encore, deux types bien différents : tantôt l'arthrite qui s'éveille est une arthrite à tendance suppurative aiguë, subaiguë ou même chronique ; tantôt, au contraire, l'arthrite est légère et tend vers la guérison sans laisser trace de son passage.

Comment se produisent toutes ces manifestations arthropathiques ? En 1865, à la Société de chirurgie, lors de la discussion sur la coxalgie, M. le professeur Verneuil soutenait que la rougeole n'est pas une cause directe d'arthrite ; elle n'agirait qu'en déprimant l'état des forces « en faisant descendre rapidement la santé générale jusqu'au niveau de la scrofule confirmée. »

Pour Ollier, il faudrait tenir plus grand compte du froid. Toutes les arthrites secondaires aux pyrexies « semblent le résultat de la sensibilité au froid que présentent les convalescents en général, anémiés par une maladie antérieure et par une diète prolongée. »

Pour E. Mathieu et H. Strauss, il y a lieu d'expliquer les arthrites par la tendance qu'ont les fièvres graves à engendrer l'hyperhémie. Martin et Collineau estiment que l'hypérinose du sang doit jouer un rôle qui explique l'imminence de l'arthrite phlegmasique.

Follin et Duplay admettent que les arthropathies non suppurées se développent sous l'influence de l'affaiblissement général de la constitution qui amène une susceptibilité plus grande à l'influence des causes extérieures, et tout spécialement du froid.

Actuellement on peut conclure que la rougeole ne se complique pas volontiers d'arthropathies ; que ces arthrites, quelquefois suppurées, sont souvent des arthrites tuberculeuses et exceptionnellement des arthropathies spécifiques.

Si la rougeole peut favoriser l'éveil de la scrofulo-tuberculose, ce n'est pas à dire pour cela qu'il y ait de véritables arthrites morbilleuses.

Ici encore, comme pour la variole, il faut attendre des documents ultérieurs et réserver son jugement.

IV. — DIPHTÉRIE.

La plupart des traités classiques considèrent les déterminations articulaires de la diphtérie comme absolument exceptionnelles et ne leur consacrent qu'une mention très succincte. Dans la diphtérie, comme dans la dysentérie et au cours des fièvres éruptives, du typhus, disent Follin et Duplay, on trouve des arthrites aiguës, les unes d'origine pyohémique, les autre moins intenses, spontanées ou rhumatismales et développées sans doute sous l'influence d'une susceptibilité plus grande aux causes extérieures et en particulier au froid.

On ne se contente plus évidemment de ces notions trop vagues et on a cherché à établir l'existence d'arthrites relevant directement de l'affection diphtéritique. Dans une étude sur le rhumatisme, Muller signale leur existence ; mais jusqu'en 1883, on n'en avait pas donné de description détaillée.

M. Pauli, dans le cours d'une épidémie de diphtérie, a observé deux fois, dans un ensemble de 27 cas, une complication très rare : il s'agissait d'arthrites multiples que l'auteur attribue à l'action directe du virus diphtéritique sur la synoviale.

Dans l'une de ces observations, un jeune homme de 15 ans, au sixième jour d'une angine couenneuse, fut pris de douleurs dans les genoux. T., 39°,5. 8 grammes de salicylate de soude, teinture d'iode en badigeonnage; pas d'épanchement, mais tuméfaction assez limitée au niveau des épiphyses des tibias. Les jours suivants la température baisse, les jointures deviennent moins douloureuses. Au bout de quinze jours nouvelle poussée qui cède encore à la médication salicylée. Dans le second cas, un enfant de 13 ans fut pris d'un gonflement douloureux du genou gauche, avec fièvre intense au deuxième jour d'une diphtérie laryngée. La tuméfaction douloureuse, avec T., 39°,4, envahit successivement l'épaule gauche, l'articulation sterno-costale droite, l'articulation temporo-maxillaire, du cou-de-pied et la plupart des autres jointures. Traitement par le salicylate de soude. Les accidents articulaires ont persisté pendant plus de deux mois, et la température s'éleva par moments jusqu'à 40°. Dans les premiers jours on avait noté les signes d'une endocardite.

On pourrait reprocher à ces observations d'être un peu vagues et de se rapporter aussi bien à des rappels de rhumatisme ; mais ce qui semble trancher la question, ce sont les recherches de Lœffler et Max Schüller. Ces auteurs ont trouvé dans plusieurs cas d'épanchement, non seulement des cocci isolés ou en chaînettes, mais aussi un bacille qu'ils considèrent comme caractéristique de la diphthérie. Il est ordinairement épais, assez volumineux, incurvé et renflé. Loffler a pu même le cultiver.

<h3 style="text-align:center">V. — OREILLONS.</h3>

La nature infectieuse des oreillons est aujourd'hui hors de doute, et nous ne ferons que citer pour mémoire les opinions de Franck, de Bergeron, et plus récemment de Gailhard et de Granier qui ont soutenu l'origine rhumatismale de l'affection. Depuis longtemps, du reste, leur caractère contagieux et épidémique les avait fait ranger parmi les maladies générales, spécifiques, au même titre que les fièvres éruptives ; lorsque Capitan et Charrin, en cultivant un microbe, sont venus prouver que cette classification était exacte.

Dans le sang, dans la salive de treize malades, et aussi dans les urines, ils ont trouvé des organismes toujours identiques sous forme de petits bâtonnets de 2 à 3 millièmes de millimètre de longueur, tous mobiles, dont des·cultures ont pu être faites. Mais, étant donné qu'aucun animal n'est susceptible de contracter les oreillons, ils n'ont pas pu reproduire la maladie avec des liquides de culture, aussi n'ont–ils jamais affirmé qu'ils avaient trouvé le microbe spécifique des oreillons.

Dans le cours des oreillons, comme dans le cours de toute maladie infectieuse, on a observé la fréquence de diverses manifestations pathologiques, telles que : orchites, stomatite, gonflement amygdalien, splénomégalie, albuminurie, affections des séreuses articulaires ou péri–articulaires.

Ces accidents articulaires avaient été signalés par Rilliet (*Gaz. méd. de Paris*, 1850). « Chez deux frères, l'oreillon a été rapidement suivi d'un rhumatisme aigu dont l'un d'eux avait déjà eu une atteinte grave quelques années auparavant. »

Bergeron, d'après d'Heilly, a vu le gonflement de la bourse prérotulienne droite succéder à l'affection parotidienne.

Gailhard (thèse de Montpellier, 1877) cite deux cas : le premier, d'un soldat de 21 ans, chez lequel il y eut en quelque sorte généralisation : parotidite double, orchite droite, épistaxis avec céphalalgie, *arthralgie ;* le second, chez un marin de 21 ans, qui, au déclin de ses oreillons, eut les articulations tibio-tarsiennes et radio-carpiennes prises.

Jourdan a signalé des accidents articulaires dans le courant d'une épidémie qui sévit sur le 28ᵉ bataillon de chasseurs : « Quatre de nos malades, vers la fin de l'oreillon, ont été pris de douleurs articulaires siégeant dans les épaules, les coudes, les poignets, douleurs vives dont les malades demandaient à être débarrassés. Ces douleurs ne s'accompagnaient pas de gonflement et disparaissaient au bout de cinq à huit jours. Chaumier, Glinereau citent des cas analogues.

E. Boisset publie, sous le titre de pseudo–rhumatisme ourlien à forme synoviale, l'observation d'un soldat qui, dans le cours d'oreillons à forme bénigne, vers le douzième jour, fut pris de douleurs vagues dans les épaules, les poignets, les genoux, qui, le lendemain, se localisent dans les gaines de l'extenseur commun des doigts, de l'extenseur propre de l'index, du long et du court extenseur du pouce de la main droite. Les gaines des fléchisseurs et jambiers postérieurs des deux côtés sont aussi envahies ; gonflement peu marqué, pas de rougeur ; douleurs plus intenses la nuit, exaspérées par la pression et les mouvements. Pas de changement pendant huit jours, puis amélioration rapide, en trois jours, et rechute quatre jours après ; nouvelle poussée vers les gaines ; de plus, hydarthrose du genou droit et de la gaine du long extenseur. Guérison en quinze jours.

Obs. XIV.

Le premier, soldat de 21 ans, parotidite double, précédée d'une poussée d'érythème noueux, qui reparut deux fois dans le courant de la maladie, douleurs articulaires dès le début dans les genoux et les pieds, qui vont en augmentant d'intensité pendant la période d'invasion, diminuant pendant la période d'état, pour augmenter à nouveau au moment du déclin, et persister après la disparition des oreillons. Pas de gonflement, ni rougeur, ni chaleur, guérison huit jours après celle des parotidites.

Le second malade, âgé de 17 ans, le huitième jour d'une parotidite double, est pris d'une douleur épididymaire sans orchite vraie, et le lendemain, d'une douleur dans l'épaule droite, coïncidant avec une élévation de la température (39°), la hanche et le genou gauche ; puis, quatre jours après, alors que les douleurs des autres articulations dominaient, d'une douleur dans le coude droit, qui est un peu gonflé sans rougeur ; le gonflement augmente pendant deux jours, puis, guérison en huit jours.

Le troisième cas, chez un malade atteint aussi de parotidite double : huit jours après, en voie de guérison, douleur dans le pied gauche, gonflement ; le lendemain, dans le genou gauche puis dans le genou droit ; cinq jours après, diminution et guérison rapide.

De Lapersonne.   8

Mais c'est surtout le Mémoire de Launois et de Lemoine qui a bien établi l'existence d'un pseudo-rhumatisme ourlien. Ils ont publié trois exemples d'accidents articulaires.

En résumé, on peut dire qu'au même titre que les autres maladies infectieuses, les oreillons s'accompagnent parfois d'accidents des séreuses du mouvement. Ces manifestations sont sous l'influence directe de l'infection et produites au même titre que les oreillons eux-mêmes : elles surviennent dans le cours de la maladie, mais bien plus souvent à son déclin ; elles sont peu graves, à allures plutôt subaiguës, s'accompagnent parfois d'épanchement articulaire, plus souvent se limitent à de la douleur, sans rougeur ni chaleur. Elles procèdent parfois par poussées successives, et prolongent ainsi la durée de la maladie mais n'ont jamais laissé après elles de lésions persistantes.

VI. — ÉRYTHÈME POLYMORPHE.

L'érythème polymorphe qu'on rencontre secondairement dans un très grand nombre de maladies infectieuses est souvent aussi sous la dépendance d'un état primitif. Cette conclusion de l'intéressante thèse de notre ami de Molènes est aujourd'hui admise par un assez grand nombre d'auteurs. Elle ressort des nombreux faits rapportés depuis longtemps par Trousseau qui l'assimilait aux fièvres éruptives. M. Hardy fait de l'érythème une manifestation toute spéciale comparable au rhumatisme scarlatineux. Revillout, Talamon, Besnier, le considèrent comme une maladie générale de nature spécifique dont l'éruption cutanée n'est qu'un syndrome. Quelques complications articulaires sont signalées par les auteurs. Nous citerons, entre autres, une observation de M. de Beurmann ; une seconde de M. Féréol, relatée dans la thèse de de Molènes. Dans la dernière séance de l'Académie de médecine (18 mai 1886), M. Villemin (du Val-de-Grâce) a rapporté onze nouvelles observations d'érythèmes infectieux. Dans quatre cas il a pu observer des arthropathies dépendant de la maladie générale. Il a eu l'obligeance de nous transmettre les observations qui ont fait le sujet de sa communication.

OBS. XV. — Communiquée par M. le professeur Villemin (résumée).

J., 22 ans, entré au Val-de-Grâce le 4 mars 1886. Sujet bien constitué, sans antécédents rhumatismaux. Début d'état fébrile serieux, probablement fièvre typhoïde. A son entrée, douleurs dans les membres ; les articulations des genoux et tibio-tarsiennes, des deux côtés, sont légèrement tuméfiées et très sensibles à la pression. Eruption très confluente d'érythème noueux sur les membres inférieurs. Iodure de potassium, 2 gr. Trois jours après, disparition complète des douleurs et du gonflement articulaire qui n'ont jamais reparu.

OBS. XVI. — Id. (résumée).

D., 22 ans, large plaque érythémateuse après plusieurs jours de fièvre et d'état général assez sérieux ; lassitude et douleur dans les membres. Quinze jours après le début, alors que l'érythème polymorphe s'est presque complètement effacé, on constate que les articulations des genoux, des pieds, des coudes et des poignets sont douloureuses et tuméfiées. Les mouvements sont difficiles, il y a de l'œdème péri-malléolaire et un épanchement manifeste dans le genou. Iodure de potassium. Les jointures deviennent plus mobiles, et l'affection guérit au bout de trois semaines environ.

Telles sont les observations les plus caractéristiques de ce Mémoire. Ajoutons que M. Villemin fait· remarquer qu'il a obtenu de très bons effets par l'iodure de potassium.

CHAPITRE VI.

I. — FIÈVRE TYPHOÏDE.

Depuis Bazin, on a décrit une forme rhumatismale de la fièvre typhoïde, caractérisée bien plutôt par des douleurs dans la continuité des membres, sensations de courbature, phénomènes analogues à ceux que l'on rencontre dans la grippe et dans d'autres maladies infectieuses.

C'est surtout à Bouillaud que l'on doit fairé commencer l'histoire vraiment scientifique de l'arthrite typhoïdique. Il donne, dans son Traité du rhumatisme, une observation très intéressante qu'il fait suivre des réflexions suivantes :

« L'idée d'une véritable affection rhumatismale, dit-il, ne nous vint pas à l'esprit. Je pensai seulement que, comme je l'avais observé tant de fois dans les cas de fièvre typhoïde indépendante d'une phlegmasie ulcérative aiguë de l'appareil folliculaire de l'intestin grêle, il s'établissait quelques foyers de suppuration, coïncidant avec une phlébite, le tout provenant d'une influence septique, maligne, comme disaient les anciens, et non de la cause que nous assignons au vrai rhumatisme. »

« Le début de la maladie, sa marche, l'état du sang tiré de la veine, tout se réunit pour nous prouver la nature inflammatoire franche, pure, de la maladie que nous avons sous les yeux. »

Ce fait n'éveilla point cependant l'attention des observateurs et ce n'est qu'en 1853 que nous retrouvons, dans les bulletins de la Société anatomique, une observation de Barth.

Quatre ans après, en 1857, Roser émit l'idée qu'un certain nombre de luxations spontanées, attribuées au rhumatisme articulaire aigu, devaient être rapportées à la fièvre typhoïde. Puis le silence se fait de nouveau sur cette question jusqu'en 1874 ou 1877.

Dans l'intervalle, en 1861, avait paru un mémoire de Capelle sur les luxations de la tête du fémur dans le cours de la dothiénentérie, mais l'arthrite n'était nullement mise en cause. Guterbock, en 1874, en fit une étude où il donne l'historique allemand de la question. Il cite Stromeyer, Volkmann qui a fait une classification des arthrites typhoïques, Bardeleben qui les considère comme fréquentes, Retz qui a décrit leur processus anatomo-pathologique, Meyerhoff qui s'est surtout occupé des luxations.

Le mémoire de Keen, paru en 1877, est de beaucoup l'ouvrage le plus important publié jusqu'alors sur cette matière, car il rapporte quarante-trois cas d'arthrites survenues pendant la fièvre typhoïde. Il étudie leurs caractères, leur marche, leur fréquence au point de vue de l'articulation affectée.

Nous aurons à puiser plusieurs fois dans ce mémoire au cours de ce chapitre. L'année suivante, dans sa thèse inaugurale, Bonnet reprend cette question et rapporte trois cas d'arthrite. Sa seconde observation a trait à un jeune homme de 21 ans, c'est un cas indiscutable et bien observé d'arthrite typhoïque.

En 1878, M. A. Robin rapporte une observation très intéressante de fièvre typhoïde adynamique qui se complique rapidement, au huitième jour, de synovites purulentes des gaines tendineuses, de périostites, enfin d'arthrites suppurées dans un très grand nombre d'articulations. Le malade succombe au vingt-troisième jour ; et à l'autopsie, outre les lésions des plaques de Peyer et un noyau de broncho-pneumonie, on trouve des collections purulentes très nombreuses dans les séreuses articulaires.

Depuis, MM. Buot et Bazin ont fait du rhumatisme typhoïde le sujet de leur dissertation inaugurale, et Bourcy y consacre un chapitre intéressant de sa thèse.

Citons encore le travail de Finlay, et le mémoire de Wagner. Celui-ci, décrivant la combinaison de la fièvre typhoïde et du rhumatisme articulaire aigu, relate quelques faits, dont trois en particulier doivent se rapporter à des arthrites infectieuses. Dans un cas, on trouve à l'autopsie une suppuration sous-séreuse dans le trajet du gros intestin qui expliquerait la pyohémie rhumatoïde. Les deux autres observations furent suivies de guérison, mais l'action heureuse du salicylate de soude ne suffit pas à prouver l'origine rhumatismale.

Nous pourrions placer dans cet aperçu historique un mémoire fort intéressant que M. Lannelongue va faire paraître, en collaboration avec son ancien interne Villemin, dans un des plus prochains numéros de la *Revue de chirurgie*. Notre excellent maître a eu l'obligeance de nous en laisser prendre connaissance : nous avons déjà eu l'occasion d'en parler à propos des complications des arthrites infectieuses.

C'est particulièrement à propos des arthrites dans la dothiénenterie que se pose la question, toujours controversée, des arthrites relevant d'une infection spéciale ou d'une véritable pyohémie de cause interne. Il n'est pas douteux que quelques cas dépendent bien de l'infection purulente, telles sont par exemple les observations de Wagner, et d'autres encore. M. A. Robin fait remarquer avec raison que les arthrites pyohémiques n'apparaissent pas avant la fin du troisième septénaire, qu'elles coïncident avec la présence d'eschares, que la marche de la température est toute spéciale, qu'enfin la terminaison, toujours fatale, est le plus souvent précédée par la formation d'abcès viscéraux.

Il faut reconnaître qu'il n'en est pas toujours ainsi; toutes les arthrites que l'on observe dans le cours de la fièvre typhoïde ne suppurent pas : elles peuvent survenir à une période peu avancée, et guérir sans traitement chirurgical. Même dans des cas beaucoup plus graves qui se terminent par l'ankylose ou la luxation spontanée, la suppuration ne se fait pas d'emblée comme dans la pyohémie ; enfin la marche de la température est toute différente. En somme il nous semble qu'on peut admettre deux ordres d'arthrites, l'une primitive, relevant de l'affection générale, l'autre secondaire, constituant une infection secondaire pyohémique. Cette première forme, la seule qui nous intéresse en ce moment, est admise par tous les auteurs récents (A. Robin, Guterboch).

C'est aussi l'opinion de M. Lannelongue, qui dit : « Les complications, qui constituent le dernier terme de l'infection typhique, donnent à la symptomatologie une analogie frappante avec certaines affections virulentes comme la morve. »

L'examen du liquide articulaire démontrant la présence de microorganismes spécifiques lèveraient tous les doutes, malheureusement les résultats obtenus jusqu'ici sont peu appréciables. La sérosité articulaire contient des microcoques arrondis, quelques streptococci et des bacilles agglomérés semblables à ceux que Klebs a décrits à la surface de la muqueuse intestinale, mais, qui d'après Koch, n'ont rien de spécial. Quant aux microbes ovoïdes d'Eberth, qui semblent plus caractéristiques de la fièvre typhoïde, on ne les a pas retrouvés dans les articulations (Max Schüller). Les résultats fournis par la physiologie pathologique étant insuffisants, c'est à la clinique qu'il faut s'adresser pour reconnaître les différentes variétés d'arthrites liées à la dothiénentérie.

Volkmann, dans la chirurgie de Pitta et Billroth, les divise en trois classes que nous acceptons volontiers, suivant qu'elles dépendent de l'infection purulente, d'une sorte de rhumatisme polyarticulaire, ou qu'elles sont monoarticulaires, auquel cas les lésions deviennent plus profondes et aboutissent à la luxation spontanée.

Avant d'aborder le côté clinique, disons deux mots du siège le plus fréquent. Contrairement à ce que nous avons vu pour le grand nombre des arthrites infectieuses, ici c'est la hanche qui est prise le plus souvent, puis vient le genou et très rarement les jointures du membre supérieur. Si l'affection se manifeste d'emblée dans plusieurs articulations, il n'y a pas de règles fixes pour le siège, mais il est à remarquer encore que ce sont les grandes articulations qui se prennent surtout.

Nous n'avons pas besoin d'insister ici sur la forme pyohémique qui ne présente rien de particulier ; nous ne parlerons que de la forme polyarticulaire aiguë et de l'arthrite monoarticulaire.

Vers le deuxième ou le troisième septénaire, on peut observer des douleurs rhumatoïdes quelquefois très vives, d'abord dans la continuité des membres, qui se localisent ensuite dans les jointures ; elles peuvent disparaître au bout de quelque temps, comme dans l'observation suivante :

Obs. XVII (inédite). — Communiquée par M. E. Gaucher (résumée).

Un jeune homme de 21 ans entre dans le service de M. Bucquoy, à Cochin, le 25 novembre 1885. Ce malade est atteint d'une fièvre typhoïde grave, ataxo-adynamique, au dixième jour environ. Symptômes ordinaires d'une dothiénentérie avec délire, carphologie, prostration, albuminurie abondante, etc. Traitement par les bains et les lavements phéniqués, 50 centigr. par jour. A partir du 1er décembre, l'état général commence à s'améliorer, la diarrhée diminue, le délire disparaît, la fièvre tombe, mais l'albuminurie persiste. Le 4 décembre, éruption confluente d'ecthyma sur les fesses et les cuisses ; le pus des pustules renferme de nombreux micrococci. Le malade est très déprimé. Le 15 décembre suivant, le malade se plaint d'une très vive douleur dans l'épaule droite, le pourtour de l'articulation est rouge et tuméfié. Les mouvements articulaires sont très douloureux. Malgré une application de sangsues, cet état des articulations persiste les jours suivants. Le 20 décembre, le malade se plaint de plus d'une roideur douloureuse des articulations vertébrales inférieures, sans gonflement ni rougeur. Il n'y a plus d'albumine dans les urines. Le 23 décembre, même état des articulations vertébrales. La douleur diminue dans l'épaule droite, ainsi que le gonflement et la rougeur, mais on voit apparaître les signes d'une myosite de la partie inférieure du grand pectoral droit. Cette portion du muscle présente

un empâtement œdémateux très douloureux, surtout par les mouvements d'abduction. A la fin de décembre, l'arthrite était complètement
guérie, il n'y avait plus ni gonflement ni rougeur; les mouvements
étaient à peine douloureux. L'empâtement du muscle avait diminué,
mais la myosite évolua, sans que de nouveaux phénomènes articulaires se soient produits.

Dans ce cas, il s'agit bien d'une arthrite infectieuse survenant pendant une fièvre typhoïde, comme la néphrite et
les myosites infectieuses, et cependant les lésions sont loin
d'arriver à ces désordres graves, puisque, au bout de quelque
temps, la guérison s'opère sans qu'on ait eu à employer un
traitement médical ou chirurgical, sans que la jointure ait
suppuré. Il n'en est pas toujours ainsi et, plus peut-être
que dans toute autre affection, les lésions articulaires
d'origine typhique sont assez profondes pour arriver soit à
l'ankylose, soit à la luxation spontanée.

A la suite d'une arthrite plus ou moins aiguë dans la
fièvre typhoïde, il n'est pas rare d'observer des ankyloses
de la hanche et du membre inférieur ; nous pouvons en
rapporter un exemple :

Obs. XVIII (inédite). — Communiquée par M. Despaigne, interne
des hôpitaux (résumée).

J., 43 ans, entre le 4 avril 1884 dans le service de M. Bucquoy. En
décembre 1882, fièvre typhoïde grave, eschares au sacrum et au
grand trochanter, ayant laissé des cicatrices profondes. Dès ce moment,
les mouvements des membres inférieurs sont devenus difficiles et
douloureux. Les jambes sont fléchies à angle droit sur la cuisse.
7 mois après la guérison, une tentative de redressement a entraîné
des phénomènes réactionnels intenses.

A son entrée, les membres inférieurs ankylosés sont disposés de
telle sorte que les deux membres sont portés à gauche et qu'ils re-
posent sur le plan du lit par la face externe de la cuisse gauche. A
droite sclérème du tissu cellulaire, membre augmenté de volume,
circulation veineuse supplémentaire à la racine de la cuisse. La sensibilité est absolument normale, ainsi que la défécation et la miction.
Donc, pas de troubles médullaires, mais ankyloses multiples plus ou
moins complètes, à la suite de sa fièvre typhoïde. Le redressement
brusque sous le chloroforme est opéré par M. Th. Anger ; il ne fut

obtenu qu'avec beaucoup de difficulté et fut suivi d'une arthrite suppurée de la hanche droite.

Mais c'est bien plutôt vers la luxation spontanée que tendent les arthrites typhoïdiques. Sur 43 cas, Keen a trouvé 30 luxations spontanées, dont 27 de la hanche, 2 de l'épaule, 1 du genou.

Roser pense qu'un assez grand nombre de luxations spontanées des enfants considérées comme dépendant de la diathèse rhumatismale, pourraient bien être d'origine dothiénentérique. M. Lannelongue en rapporte trois nouveaux exemples.

Les phénomènes qui précèdent la formation de cette luxation sont très variables : tantôt, en effet, il y a eu des phénomènes intenses d'arthrite ; il s'est formé des collections purulentes qui fusent à une distance plus ou moins considérable et la tête articulaire, profondément altérée, sort de sa cavité à la première occasion (Huler). Ce mécanisme ne pouvant être admis pour tous les cas, on a pensé que c'était le liquide, contenu dans l'articulation de la hanche, qui repoussait la tête fémorale. C'était appliquer à un cas particulier la théorie générale des déplacements par suite d'arthrite. On pourrait invoquer comme cause les atrophies musculaires précoces portant sur un seul groupe musculaire (Verneuil-Reclus). Elles se produisent très nettement dans le cours de la fièvre typhoïde, reconnaissant pour cause l'immobilité du membre et peut-être aussi la production de myosites infectieuses.

D'ailleurs est-il bien nécessaire que la luxation soit précédée par un épanchement liquide assez abondant pour être appréciable à un examen ? Évidemment non, puisque dans quelques observations il est spécifié que la luxation s'est produite sans qu'aucun des signes de l'arthrite ait été constaté, méritant ainsi son épithète de spontanée.

En dehors des altérations de l'appareil ligamenteux et musculaire, il faut évidemment tenir compte des lésions des surfaces articulaires, os et cartilages. L'explication des déplacements spontanés est des plus simples si l'on admet que l'extrémité osseuse est le siège de la lésion originelle (Lannelongue). A la hanche une ostéite de la cavité acétabulaire chassera petit à petit la tête fémorale et produira une luxation qui se fera toujours vers la fosse iliaque.

Si l'on admet cette explication, on comprendra facilement la difficulté, pour ne pas dire l'impossibilité, de la réduction. Contrairement à l'opinion de Guterbock, la plupart des auteurs affirment très nettement cette grande difficulté; et, en effet, si on relit les observations de Keen, on voit que la réduction a été bien rarement maintenue. Nous ne voyons guère comme probant que le fait de Capelle.

M. Lannelongue rapporte l'observation d'une fille de 9 ans et demi atteinte de luxation de la hanche; sous le chloroforme la réduction était facile, mais chaque fois qu'on essayait un mouvement de pression sur le grand trochanter, la luxation se reproduisait.

II. — DYSENTÉRIE.

Il y a dix ans environ, on pouvait encore se demander s'il existait une arthrite dysentérique. Cette interrogation, justifiée alors, ne serait plus de mise aujourd'hui.

Nous ne commencerons point par un historique minutieux et chronologique. Nous renvoyons le lecteur au mémoire de M. Quinquaud ou à celui de M. Fradet, le dernier en date, auxquels il y a peu de chose à ajouter. Ce que nous voulons tenter, c'est de classer les auteurs selon leur opinion sur la pathogénie de l'arthrite dysentérique; mais avant, passons en revue rapidement les particularités symptomatiques.

Étude clinique. — Cet accident n'est pas très rare, mais

la fréquence en est variable selon les épidémies. Ainsi M. Lecard, dans les épidémies de la Rochelle, en 1873-74, en rapporte 8 cas : M. Aron, à Joigny, en 1876, 4 cas ; M. Moty, à Bourges, en 1882, 2 cas seulement ; M. Fialho observant, à Saint-Germain-en-Laye, en 1884, n'en cite que 3 cas, tandis que M. Fradet, dans l'épidémie de Vincennes, en juillet 1884, a pu réunir 18 observations. M. Bérenger-Féraud, dans son Traité de la dysentérie, parle des névralgies diverses et donne une observation d'arthrite avec conjonctivite et complication cardiaque ; d'autre part, dans la relation d'un grand nombre d'épidémies, il n'est pas fait mention d'arthropathies et, dans deux épidémies observées à Sousse et à Djerba, notre ami le Dr Grenier nous a dit n'en avoir observé aucun exemple.

Il est difficile d'établir une règle au point de vue du sexe et de l'âge. La majorité des observations contemporaines ont été faites, en effet, dans l'armée ; il en résulte que le sexe masculin tient jusqu'ici la première place ; mais la lecture des auteurs moins récents prouve que le sexe féminin n'en est point indemne, et sur les quatre cas du mémoire de M. Quinquaud, deux ont trait à des femmes.

De même pour l'âge des malades, on sait que ce sont en général dans l'armée les jeunes soldats qui payent le plus lourd tribut aux épidémies ; de sorte que les malades de Fialho et Fradet, par exemple, sont tous âgés de 22 à 23 ans ; le malade de M. Tétu a 33 ans ; ceux de M. Quinquaud 17, 30, 40 et 50 ans. Il faut donc tenir compte des milieux où l'on est placé pour se garder de conclure hâtivement, car en réunissant les diverses observations, on est amené à penser qu'aucun âge n'en est complètement à l'abri ; en outre, qu'il est impossible, quant à présent, de fixer l'époque de la vie où cet accident présente son maximum ou son minimum de fréquence.

Le début, loin d'affecter la brusquerie du rhumatisme articulaire aigu, est au contraire insidieux et la plupart du temps monoarticulaire. C'est en général quatre ou cinq jours après la guérison que l'arthrite apparaît, beaucoup plus rarement pendant la diarrhée terminale ; la période la plus courte constatée entre la guérison et l'apparition de l'arthrite a été de trois jours, la plus longue de vingt. Une seule fois l'articulation s'est prise pendant le cours de la maladie (Quinquaud, Tétu, Fialho, Fradet).

Dans l'immense majorité des cas, les genoux ont été affectés primitivement ou secondairement : ainsi sur 24 observations dues aux auteurs précités, ils ont été pris 21 fois et 11 fois tous deux ensemble, c'est-à-dire dans plus de la moitié.

Trousseau avait déjà remarqué cette prédisposition. « Il m'a semblé, dit-il, que les genoux étaient le plus souvent le lieu d'élection. »

Quelle que soit l'articulation envahie, la douleur, d'abord sourde, peut devenir très vive, mais sa durée est courte en tant que douleur aiguë ; il n'en est pas de même de la gêne et de l'inaptitude du membre qui persistent assez longtemps. Souvent les malades peuvent imprimer quelques mouvements au membre et supportent le poids des couvertures sans se plaindre, à l'encontre de ce qui se passe dans le rhumatisme articulaire aigu. L'articulation est gonflée, tuméfiée souvent d'une façon notable (hydarthrose), mais sans rougeur inflammatoire comme dans le rhumatisme ; on a affaire à un œdème blanc et mou. La température locale ne s'élève pas et la température générale monte rarement à 39° avec un pouls ne battant pas plus de 90 pulsations. Les urines restent normales et l'on ne rencontre pas de sueurs acides et profuses dont l'odeur est caractéristique du rhumatisme articulaire aigu, en un mot les symptômes généraux font presque toujours défaut.

. D'autres articulations ne tardent pas à être intéressées, puis, au bout de quelques jours ou de quelques semaines, une amélioration notable se produit dans les jointures affectées, mais, en général, l'inflammation se fixe sur une d'entre elles, souvent sur le genou et persiste seule encore un certain temps.

L'épanchement est parfois très abondant, suffisamment pour donner la sensation de fluctuation sans permettre le contact rotulien. Les auteurs ne signalent cependant point la production de mouvements anormaux à la suite de relâchement ligamenteux. On a vu pourtant l'épanchement synovial devenir assez intense pour occasionner la rupture de la capsule (?) (Trousseau). Cet épanchement disparaît avec lenteur, mais toujours totalement au bout d'un temps variable.

La durée de l'arthrite dysentérique ne semble pas en rapport avec le nombre des articulations atteintes, mais plutôt avec l'abondance de l'hydarthrose ; que les grandes ou les petites articulations soient prises les premières, la durée et la gravité n'en sont point influencées. C'est là encore, soit dit en passant, une différence entre l'arthrite dysentérique et le rhumatisme articulaire aigu.

La guérison s'effectue dans l'espace de trente à quarante-cinq jours en moyenne, en six semaines, disait Hueter. La durée la plus courte est signalée par M. Fialho, le malade était rétabli au bout de quinze jours et la plus longue que nous ayons notée a été de deux mois.

Tous les malades guérissent, c'est du moins l'avis de Quinquaud, de Hueter, de Fradet, etc. On doit donc porter un pronostic favorable ; mais pour établir cette règle, il faut faire abstraction des cas de Zimmerman, de Lepec de La Clôture et de Thomas de Tours. Pour ces auteurs, l'arthrite dysentérique est susceptible de suppurer, la déformation et l'ankylose peuvent en résulter et la mort en être la conséquence.

La seule observation d'arthrite suppurée qu'il soit légitime d'admettre, est celle de Thomas de Tours ; nous la reproduisons à ce titre :

Obs. XIX (résumée). — D'après Thomas (de Tours).

Floran, âgé de 12 ans, chasseur, d'une constitution assez forte, se présente au vingt-deuxième jour d'une dysentérie de moyenne intensité ; au déclin de l'affection, au vingt-huitième jour, survient une éruption variolique ; au trente-deuxième jour se montrent les phénomènes articulaires, au genou droit d'abord, puis au poignet ; coude et épaule gauches (35 jour). Vers le quarantième jour, la suppuration articulaired evient assez évidente pour que l'on ouvre au bistouri le genou droitet le poignet gauche, ainsi que deux vastes collections purulentes situées, l'une à la fesse gauche, l'autre à la partie supérieure de la région sternale.

Le malade succombe le 8 octobre. A l'autopsie, on relève les altérations suivantes : les articulations sterno-claviculaires ont leurs surfaces rugueuses, inégales, privées de synoviale et de cartilages ; elles renferment un liquide purulent rougeâtre. On trouve dans l'articulation scapulo-humérale droite une petite quantité de pus très liquide, noirâtre. Les cartilages sont détruits en plusieurs points ; la synoviale est très rouge, les muscles environnants sont noirâtres. Les articulations du coude et du poignet du même côté sont saines, ainsi que l'épaule et le coude gauches. Les surfaces articulaires du poignet gauche sont rouges, inégales, rugueuses ; la synoviale et les cartilages n'existent plus. Le même désordre existe dans les articulations des os du carpe. L'articulation du poignet communique à l'extérieur par deux trajets fistuleux, et dans la paume de la main avec le foyer purulent.

Il s'agit, on le voit, d'une dysentérie sur laquelle s'est greffée une variole, l'inflammation articulaire survenant quatre jours après le début de la variole. C'est là en vérité un fait complexe, peu concluant et qu'on ne doit retenir qu'à titre d'exception. Nous ferons remarquer en outre que depuis Thomas (de Tours), ces terminaisons funestes ne se sont plus rencontrées, bien que cependant, à plusieurs reprises, l'arthrite de la dysentérie ait donné lieu à des recherches consciencieuses et éclairées.

On doit, en outre, faire quelques réserves sur la bénignité de cette arthropathie, non point à cause des dangers que peut entraîner l'inflammation de l'articulation, mais en vue des accidents cardiopathiques dont elle s'accompagne quelquefois.

Bien que Hueter et Quinquaud considèrent les cardiopathies comme ne se présentant pas dans le cours de l'arthrite dysentérique, quelques observations dignes de foi doivent nous empêcher d'être si exclusifs. Sans parler du cas de Gestin, où le malade éprouva des palpitations et une douleur précordiale, nous pouvons citer à l'appui les observations de MM. Lecard, Moty et Béranger-Féraud, et surtout celle si complète de M. Fradet, dans laquelle douze jours après l'apparition de l'arthrite primitive se déclare une endo-péricardite. Quand le malade put sortir de l'hôpital, on entendait encore des frottements péricardiques et l'on percevait nettement le souffle de l'insuffisance mitrale.

Enfin, nous devons signaler les conjonctivites qui ont parfois pris naissance et évolué en même temps que l'inflammation articulaire ; comme conséquence tardive mentionnons aussi l'atrophie musculaire consécutive du membre pris le dernier, fait du reste rarement constaté par les observateurs.

Il est aisé de faire le diagnostic d'une attaque de rhumatisme articulaire aigu franc et de l'arthrite dysentérique. A peine avons-nous besoin de rappeler ici les points de dissemblance.

Dans l'affection qui nous occupe, pas de fièvre élevée, le pouls ne dépassant pas 90 pulsations, température allant rarement jusqu'à 39°, et en tous cas fièvre toujours fugace ; jamais de sueurs copieuses diurnes ou nocturnes, à réaction acide et d'odeur *sui generis*, absence de sudamina ; urines à réaction normale ; localement œdème blanc et non rougeur inflammatoire ; épanchement abondant ; aucune tendance au passage brusque de l'inflammation d'une articulation à l'autre ou à la généralisation rapide. Consécutivement anémie et faiblesse beaucoup moins prononcées.

Nous pourrions aussi, comme la plupart des auteurs, signaler le peu d'action du salicylate de soude que quelques-uns ont voulu considérer comme le spécifique du rhumatisme vrai, mais cette proposition, soutenue parti-

culièrement par Senator, est loin d'être démontrée. Enfin
bien qu'on possède des cas indéniables d'endocardite pendant le cours d'une arthrite dysentérique, la loi de Bouillaud est loin de trouver ici son application. Le diagnostic
avec le rhumatisme articulaire subaigu paraît plus difficile : presque tous les symptômes de cette affection se
retrouvant dans l'arthrite dysentérique, on sera fixé cependant par la constatation d'une dysentérie à peine ter-
minée, par l'existence d'attaques articulaires antérieures,
par l'examen des urines, etc.

De nombreux points de similitude existent entre l'arthrite dysentérique et ce qu'on appelle le rhumatisme
blennorrhagique. Il faut se souvenir que ce dernier est le
plus souvent monoarticulaire, qu'il est en général indolent
au point de permettre les mouvements de l'articulation atteinte : plusieurs fois les hydarthroses blennorrhagiques
ont été découvertes, par le médecin, chez des malades qui
ne se doutaient nullement de leur présence.

L'apyrexie est la règle et la guérison demande environ
deux ou trois mois, sans qu'il soit rare de voir l'affection
persister cinq ou six mois et plus. Tels sont les caractères
qui pourront servir à poser un diagnostic, mais lorsque
les deux maladies, dysentérie et blennorrhagie, coexiste-
ront, il sera fort possible de rester hésitant.

Ainsi dans l'observation III de M. Quinquaud comme
dans l'observation XV de M. Fradet, le malade n'avait plus
qu'un léger suintement, et si, dans la première, la blennorrhagie remontant à quinze ans, on est porté à croire
plutôt à une arthrite de nature dysentérique, le diagnostic
reste en suspens dans la seconde où l'écoulement ne
datait que d'un mois.

M. Fournier dit, en effet, qu'il n'est pas rare de voir le
rhumatisme blennorrhagique se développer à une époque
assez reculée de l'écoulement sous l'influence d'une cause
quelconque qui vient le raviver.

Nous ne dirons qu'un mot de l'arthrite syphilitique au

De Lapersonne.   9

point de vue du diagnostic. Cette arthrite, et nous ne parlons ici que de l'arthrite au cours de la période secondaire, survient fréquemment avec la fièvre d'infection, c'est-à-dire de quatre à six semaines après le chancre. La douleur est médiocre et la rougeur inflammatoire modérée, en général plusieurs articulations sont prises, mais à côté de ces quelques symptômes comparables à ceux de l'arthrite dysentérique, combien sont dissemblables. L'épanchement n'est jamais aussi abondant que chez le dysentérique, il s'agit d'un gonflement peu intense, avec rougeur peu prononcée, et non d'un œdème blanc et mou.

Constatée depuis les temps les plus reculés de la médecine, l'arthrite dysentérique a donné lieu à un certain nombre de théories dont quelques-unes ne méritent plus aujourd'hui les honneurs de la discussion. C'est ainsi que nous ne ferons que mentionner, en passant, l'opinion de Zimmerman, qui attribue la production de l'arthrite à une thérapeutique mal entendue, et la théorie de la métastase avancée autrefois par Cambay, Lepecq de La Clôture, et Fallot, maintenant abandonnée de tous.

Avons-nous affaire à une forme spéciale de la dysentérie ; y a-t-il identité de nature entre le rhumatisme et la dysentérie ; ou bien la diathèse rhumatismale est-elle éveillée par l'inflammation intestinale? Trousseau, Delioux de Savignac, et plus récemment Béranger-Féraud admettent cette forme rhumatismale de la dysentérie. Cœlius Aurelianus, Alexandre de Tralles, puis Stoll croient à l'identité de la dysentérie et du rhumatisme, parmi les défenseurs de l'éveil de la diathèse rhumatismale par la dysentérie, on peut citer Thomas (de Tours). Parlant de la forme rhumatismale de la dysentérie, Trousseau dit que les douleurs abdominales, le ténesme sont dans ce cas extrêmement prononcés, plus que dans toute autre forme. Mais si l'on veut bien se livrer à l'analyse des observations de dysentérie, suivies ou accompagnées de rhumatisme, on verra que cette exacerbation n'est notée nulle part et qu'il serait impossible de prévoir en aucune façon qu'il s'agit de la forme rhumatismale de la dysentérie avant l'apparition des arthrites. En outre, comme le plus souvent l'inflammation de l'articulation est consécutive aux phénomènes dysentériques et non concomitante, il nous paraît mal fondé d'établir une forme dans une maladie, par le fait seul de l'apparition d'un accident aussi tardif. On n'a point créé une forme albuminurique de la scarlatine pour les cas d'albuminurie survenant au début de la convalescence de cette fièvre éruptive.

La nature rhumatismale de ces accidents ne nous semble rien moins que prouvée. En effet, l'immense majorité des malades de Huette, de Quinquaud, de Tétu, de Fialho, de Fradet n'avaient pas directement, ou par leurs ascendants, d'antécédents rhumatismaux. Il a été en outre nombre de fois constaté que, chez des sujets ayant eu des attaques antérieures, ce rhumatisme n'avait point reparu à l'occasion de la dysentérie.

Le froid ou la saison ont paru sans influence, plusieurs malades n'avaient pas encore quitté leur lit, et les observations ont été prises aux époques les plus variées. Enfin, en se reportant au paragraphe que nous avons consacré au diagnostic de l'arthrite dysentérique et de l'arthrite rhumatismale, on sera facilement convaincu de leur indépendance d'origine. Leur symptomatologie, loin d'être identique, offre seulement quelques analogies, analogies de peu de durée et qu'un examen sérieux laissera rarement subsister.

Nous arrivons à la théorie moderne, nous pourrions dire contemporaine ; elle repose sur l'admission de la dysentérie au nombre des maladies infectieuses. Sans contredit, la dysentérie endémique ou épidémique se comporte comme une maladie générale infectieuse ; les complications, et nous employons ce mot dans le sens où l'emploie M. Quinquaud, les complications que l'on rencontre dans le cours de cette maladie, viennent à l'appui de cette opi-

nion. L'endocarde, le péricarde, le foie, la plèvre et peut-
être aussi les méninges, sont le siège d'accidents qui rappellent ce qui se passe dans les maladies de même ordre.
Les recherches bactériologiques, quoique encore imparfaites, tendent à confirmer cette origine parasitaire. Ziegeer,
Prior, Cornil et Babès ont fait, à cet égard, des observations
concordantes.

Le microbe spécifique de la dysentérie est encore à
découvrir : à plus forte raison n'a-t-on pas rencontré de
microorganisme caractéristique dans le liquide articulaire ; cependant il est permis d'assimiler ces arthrites aux
manifestations des états infectieux.

Ici, plus que dans toute autre affection, il est facile
d'éliminer l'hypothèse de rhumatisme pyohémique de
Lasègue, puisque jamais ou presque jamais cette arthrite
ne suppure ; elle n'en est pas moins infectieuse. On
pensera encore moins à la vieille théorie de la sympathie,
rajeunie dans ces derniers temps par Fradet ; encore
moins à la théorie sympathique de Huette. « Il existe
une affinité morbide, qui, les muqueuses étant malades,
détermine des effets pathologiques réflexes sur d'autres
tissus de l'économie, » disait Huette. « Il est rationnel
d'admettre que les muqueuses malades provoquent des
actions réflexes amenant des effets pathologiques sur
certains tissus de l'économie, » dit M. Fradet. Nous
avouons pour notre part, étant données les connaissances
actuelles sur le rôle des bactéries dans les maladies infectieuses, parmi lesquelles il faut à bon droit ranger la dysentérie, nous avouons trouver beaucoup plus rationnel de
conclure à une manifestation d'une maladie générale infectieuse.

III. — CHOLÉRA.

En raison de l'évolution rapide des symptômes du choléra,
on ne doit pas s'attendre à rencontrer dans les articula-

tions des modifications de structure très profonde, ni des manifestations bien appréciables pendant la vie. Au milieu du cortège des symptômes généraux qui dominent la scène, quelques douleurs articulaires peuvent passer inaperçues, ou se confondre avec les douleurs très vives produites par les crampes.

Il n'est pas douteux cependant qu'il y ait, du côté des articulations, des manifestations assez spéciales. Pendant la dernière épidémie, M. Poulet, professeur agrégé du Val-de-Grâce, a eu plusieurs fois, dans des autopsies de cholériques, l'occasion de rencontrer des lésions articulaires et osseuses. Il a eu l'obligeance de nous communiquer la note suivante qu'on lira avec le plus grand intérêt :

« Les recherches ont plus spécialment porté sur l'articulation du genou. En ouvrant cette jointure, on y trouve un épanchement de synovie qui ne ressemble en rien à ceux qui accompagnent les arthropathies communes. La synovie, plus abondante qu'à l'état normal, présente des caractères propres ; elle est concrète, visqueuse, file comme de la mélasse ; sa coloration est blanchâtre, quelquefois rosée. Entre les doigts, elle est onctueuse, savonneuse comme tous les autres liquides de l'économie dans cette maladie. Au lieu de s'accumuler dans les culs-de-sac, comme dans les épanchements séreux, cette synovie gélatineuse, présentant quelque analogie avec le baume Opodeldoch, reste adhérente aux surfaces des condyles et y forme une couche de plusieurs millimètres.

L'examen histologique, pratiqué immédiatement, permet de constater que cette matière est presque exclusivement constituée par des leucocytes altérés, en suspension dans un liquide séro-fibreux.

Du côté de la synoviale, les désordres apparents sont peu marqués ; il existe un léger gonflement des franges synoviales qui sont uniformément tapissées par le même enduit que nous avons analysé précédemment. Çà et là, la synoviale offre une rougeur assez prononcée, en particulier dans la zone qui entoure la rotule.

Les coupes de la synoviale nous ont montré qu'il existe une desquamation épithéliale dans la plus grande partie de la séreuse. L'épithélium est remplacé par une couche de leucocytes genéralement peu épaisse, sauf en certains points où existent des amas qui offrent le même aspect que le liquide épanché ; les leucocytes y sont mêlés à des débris granuleux. Dans les couches sous-jacentes, de même que dans la capsule, il n'y a pas autre chose à signaler que des lésions vasculaires. Les plus gros vaisseaux sont remplis par des thrombus d'aspects différents ; les uns sont formés par une masse fibreuse au sein de laquelle se trouvent des amas vitreux, qui se présentent sur la coupe sous la forme de petits globes ronds vivement colorés par le picro-carmin ; dans les autres, la paroi vasculaire est altérée, les éléments constituants n'en sont plus distincts et des globules rouges conglomérés en obturent la lumière. Ces modifications semblent se continuer jusque dans les anses vasculaires des franges synoviales.

Les cartilages n'offrent aucune lésion apparente. A leur limite, au point où la synoviale se réfléchit sur l'os, les mêmes thromboses sont faciles à constater.

En résumé, les altérations des jointures consistent dans une desquamation de l'épithelium de la synoviale, l'exsudation des globules blancs à la surface et la thrombose des vaisseaux ambiants. Ce sont des altérations diffuses mais très superficielles sous la dépendance des lésions vasculaires périphériques qui semblent appartenir au choléra. »

IV. — FIÈVRES PALUSTRES.

Le paludisme est-il une maladie infectieuse, parasitaire et dans ce cas, donne-t-il lieu à des arthropathies spécifiques? Le doute n'est plus permis au sujet de la première question. Les travaux de Laveran, en particulier, ont démontré cette origine microbienne, mais dans son livre sur les fièvres intermittentes et leurs conséquences, il ne parle pas de ces complications articulaires.

Dans sa thèse sur l'*Hydarthrose intermittente*, M. Rejou se demande quelle en est la cause, et il arrive à conclure que, dans un certain nombre d'observations, il faut l'attribuer au miasme paludéen, qui ne donne pas seulement lieu à des accès de fièvre intermittente franche, mais encore à des accidents très variés, qu'on range habituellement sous le nom de fièvre larvée (Verneuil). Ce sont des congestions viscérales le plus souvent, mais ne pourrait-on pas admettre des fluxions articulaires. Parmi les raisons qu'il en donne, il faut citer l'efficacité du sulfate de quinine qui diminue et même fait disparaître l'épanchement.

Nous devons dire que dans la belle observation d'hydarthrose intermittente, présentée par M. Panas à la Société de Chirurgie, il n'était pas possible d'invoquer cette cause. Actuellement donc de nouveaux cas sont nécessaires pour juger cette question.

CHAPITRE VII.

I. — PSEUDO-RHUMATISME INFECTIEUX.

Dans les chapitres précédents nous avons montré qu'un grand nombre d'états infectieux pouvaient s'accompagner de manifestations articulaires. Mais il est évident que toutes les arthropathies infectieuses ne rentrent pas dans ce cadre. Il existe certains états pathologiques, ayant tous un caractère infectieux des plus nets, s'accompagnant, dès le début, de manifestations articulaires et dont il est impossible de retrouver la cause primordiale. A ces arthropathies infectieuses, primitives ou inconnues dans leur essence, on a donné le nom de pseudo-rhumatisme infectieux proprement dit, pour rappeler leurs localisations articulaires.

Depuis longtemps les cliniciens avaient signalé ces états particuliers à débuts typhoïdes, avec suppuration des jointures et terminaison fatale le plus souvent. Fleury, Delioux, Caron, Quinquaud, Archambault, Lorain, etc., en avaient rapporté des exemples. C'est surtout le professeur Bouchard et notre ami Bourcy, dans son excellente thèse de doctorat, qui ont particulièrement appelé l'attention sur ces faits. Nous signalerons, en outre, une intéressante leçon de M. Landouzy, faite à la Charité, le 18 octobre 1881, et dans laquelle sont rapportées quelques observations très concluantes.

Il n'est pas douteux, même pour les partisans les plus chauds du pseudo-rhumatisme infectieux, qu'un certain nombre de ces états pathologiques ne peuvent avoir actuellement qu'une étiquette provisoire. Les progrès de la science médicale ressèrent de plus en plus ce cadre nosologique et ces arthropathies pourront peut-être un jour rentrer dans une classification plus exacte.

D'ores et déjà, il est un certain nombre d'observations que l'on peut en séparer pour les placer soit aux angines septiques, soit à cette forme d'infection purulente que l'on a désignée sous le nom de pyohémie médicale.

Ces réserves faites, voici la description clinique que donne Bourcy dans sa thèse :

« A la suite de fatigues exagérées, à l'occasion d'un léger traumatisme, plaie insignifiante, brûlure (Quinquaud), après une angine, même la plus bénigne, quelquefois même sans cause appréciable, on voit survenir chez les individus, absolument indemnes de tare rhumatismale, des manifestations articulaires, précédées ou accompagnées de phénomènes généraux, variant d'intensité, depuis le simple embarras gastrique jusqu'à l'état typhoïde le plus prononcé. La fièvre, la céphalalgie, l'insomnie, le délire, un état anxieux tout spécial, telle est la règle. Puis l'affection évolue dans deux sens différents : tantôt elle prend une forme traînante , souvent presque apyrétique, les arthropathies tendant plutôt à la raideur qu'à là suppuration, les organes internes (foie, rate, rein, cœur), n'en étant pas moins effleurés ; tantôt, au contraire, l'affection prend rapidement une marche fatale, et c'est là, de beaucoup, le cas le plus fréquent ; la fièvre redouble et atteint parfois les chiffres les plus élevés ; l'état typhoïde (langue sèche, narines pulvérulentes, alternatives de coma et de délire, selles involontaires) s'accentue ; les arthrites évoluent en quelques heures vers la suppuration, et, à l'autopsie de ces cas hypertoxiques, on trouve le sang poisseux, les articulations frappées dans toutes leurs parties constituantes, en un mot, tous les caractères anatomiques d'un état infectieux. »

Il est bien difficile, étant donné le peu de renseignements sur les conditions étiologiques et pathogéniques, de faire rentrer tous les cas dans cette description. Nous donnons ici deux observations qui nous paraissent présenter un grand intérêt, non seulement à cause du soin avec lequel elles ont été suivies, mais aussi à cause de leurs terminaisons différentes qui s'éloignent de la plupart des faits de la thèse de Bourcy. Dans l'une, il s'agit d'une femme qui présente des phénomènes articulaires avec état général grave, quelques jours après le début d'un panaris assez sérieux. Il semble qu'il y ait eu là une porte d'entrée pour la pyohémie; mais les arthrites douloureuses, avec gonflement et empâtement de plusieurs jointures, n'arrivent pas à la suppuration, et le malade guérit par les moyens médicaux. Dans l'autre, nous rapportons un fait très complet de pseudo-rhumatisme infectieux observé par M. Bouchard, et que nous avons tenu à donner *in extenso*, à cause de son importance.

Obs. XX (résumée). — Communiquée par M. Mathieu.

Brunet, 31 ans, entrée le 15 mars 1884, salle Saint-Jean, n° 16, service du prof. G. Sée. Gourmes dans la tête pendant l'enfance. — Pas d'adénites. — Aurait eu deux fois la fièvre typhoïde. — Pas d'autre maladie, et en particulier pas de rhumatisme, ni d'éruption cutanée.

Huit à dix jours avant son entrée, se pique avec une fourchette sale au médius de la main droite ; continue à laver de la vaisselle ; production d'un panaris phlycténulaire ; elle se fait ouvrir son panaris à Bichat ; le même soir frisson très intense, suivi de chaleur et de sueurs abondantes. — Céphalalgie, malaise général, etc.

Le lendemain matin, douleur dans le poignet gauche, le genou gauche et le pied gauche; à partir de ce moment, état fébrile peu intense et continuel; puis quelques frissons du même genre, et douleurs mobiles dans les jointures avec enflure de la cheville du pied et du poignet gauche.

A l'entrée : panaris avec décollement épidermique considérable ; chute de l'ongle imminente ; traces de desquamation, traces d'inflammation érythémateuse et de bulles rompues sur le dos de la main et des autres doigts.

Petit panaris plus petit à l'extrémité du pouce de la même main.

Fièvre, environ 39°; sudation abondante ; douleurs dans les articulations tibio-tarsiennes des deux côtés et dans les genoux sans gonflement ni épanchement appréciables ; gonflement considérable œdémateux, rouge, pâteux, étalé sur la face dorsale du poignet gauche; maximum de la douleur au niveau de l'articulation carpo-métacarpienne du pouce gauche ; pas de douleurs dans la région du poignet correspondant.

Traitement : salicylate de soude 5 et 6 grammes : disparition de la douleur des pieds et des genoux au bout de quelques jours; diminution de la tuméfaction du poignet gauche. Les deux coudes deviennent douloureux; plaque rouge œdémateuse d'aspect phlegmoneux au niveau de la face postérieure de l'olécrâne de chaque côté; douleur assez vive à la pression; l'articulation elle-même paraît peu intéressée ; douleur très légère au niveau des ligaments latéraux ; diminution au bout de quatre à cinq jours; disparition de l'empâtement à la périphérie des plaques rouges. Plus tard un peu de desquamation au niveau de cette plaque rouge qui disparaît elle-même vers la même époque, poussée douloureuse vers les articulations tibio-tarsiennes.

Taches de purpura exanthématique, avec une nodosité d'érythème noueux au-devant de l'extrémité inférieure du tibia gauche.

Vers la même époque également, nouvelle poussée œdémateuse au niveau de la face postérieure du poignet gauche ; depuis pas de nouvelles manifestations articulaires; durée totale de la maladie depuis le premier frisson, trois semaines environ.

Rien au cœur, aux poumons, rien dans l'urine.

Pas de pertes en blanc; la malade n'a pas eu ses règles depuis plus de six semaines.

Traitement suivi : salicylate de soude 5 à 6 grammes et, à deux ou trois reprises, sulfate de quinine 0 gr. 50 centigr.

10 avril. — Douleurs assez vives dans le genou droit, l'articulation tibio-tarsienne et l'épaule correspondante. Nouvelles poussée de papules saumonées sur le devant de la jambe droite; frissons, un peu de fièvre; cette poussée a été la dernière, la malade est sortie guérie au bout de quelque temps.

Obs. XXI (inédite). — Communiquée par M. le prof. Bouchard.

Puman (Pierre), 26 ans, entré le 24 décembre 1885, à Lariboisière, salle Saint-Landry, n° 3.

Pas d'antécédents héréditaires.

A l'âge de 7 ans, il a eu dans les reins des douleurs analogues à celles qu'il présente actuellement. En Afrique, étant soldat, il a eu des douleurs violentes dans tous les membres, pas d'autres maladies depuis; la maladie pour laquelle il entre à l'hôpital date de dix jours. Il a ressenti de la céphalalgie, de la perte d'appétit, la langue extrêmement sèche; il ressentait une courbature générale et des douleurs sourdes dans tous les membres, mais surtout dans les reins, les genoux et les épaules.

État actuel. — La langue est sale, effilée, sèche, recouverte d'un enduit blanchâtre, l'arrière-gorge est un peu rouge, l'abdomen est ballonné, dur, il n'a pas de taches. Les raies ne s'obtiennent pas d'une façon distincte, gargouillement assez prononcé dans la fosse iliaque droite; le foie dépasse le rebord costal de deux travers de doigt; la limite supérieure est normale; la rate a une hauteur de 16 centimètres.

Le malade tousse un peu ; à la percussion, un peu de submatité en arrière à droite, sonorité normale à gauche. L'auscultation fait entendre des râles sous-crépitants fins peu nombreux à droite, et des râles sibilants et ronflants en petit nombre également dans le poumon gauche.

Les bruits du cœur sont réguliers. Température à l'entrée 41°,2.

Le malade éprouve des douleurs musculaires très prononcées au niveau des cuisses. Pléiade ganglionnaire indolente dans l'aisselle droite. Ganglion énorme, indolent, dans le pli de l'aine gauche; pas de syphilis.

Douleurs dans les articulations de l'épaule à droite et à gauche, ainsi que dans la hanche gauche. Ces articulations ne sont ni gonflées ni rouges, reins non déplacés; pas de blennorrhagie, pas de douleurs en urinant. Albumine rétractile en grande quantité; pas de sucre. — 2 gr. de sufate de quinine.

La température étant restée stationnaire malgré le sulfate de quinine, M. Bouchard fait donner au malade le traitement des fièvres typhoïdes. — Napthtaline, 5 gr. en 20 paquets, un paquet par heure.

Charbon	100 gr.	Par cuillerées à bouche
Glycérine	200 gr.	toutes les 2 heures.
Iodoforme	1 gr.	
Peptones	50 gr.	

Pendant quatre jours, on donnera au malade une pilule de calomel de 2 cent., deux lavements phéniqués, contenant 50 cent. d'acide phénique.

26 décembre. — Le malade tousse toujours un peu, mais les douleurs ayant un peu diminué et la fièvre et la céphalalgie persistant, on donne des bains.

27 décembre. — Les douleurs ayant reparu, avec une intensité assez considérable à la suite des bains, dans les deux épaules, les côtés, les hanches et les genoux, les bains sont supprimés malgré l'amélioration de la température obtenue.

28 décembre. — L'albumine est toujours en très grande quantité. La céphalalgie n'a pas diminué d'intensité depuis son entrée. — 2 verres d'eau de Sedlitz. Salicylate de soude 6 gr.

29 décembre. — Le calomel est supprimé.

La température ayant dépassé 40° à minuit, M. Bouchard fait remettre le malade aux bains.

30 décembre. — Les bains amènent chacun un abaissement de température d'environ un degré, aussi malgré les douleurs du malade et la toux qu'il présente, les bains sont continués.

31 décembre. — Les douleurs musculaires sont augmentées. Des crampes se font sentir dans les jambes, avec extension aux pieds et aux orteils. Le malade est dans l'impossibilité absolue de remuer les mains.

Les mêmes signes sthétoscopiques se font entendre dans les deux poumons, les crachats sont entremêlés de filets de sang, la respiration est toujours obscure aux deux bases, l'auscultation du cœur permet d'entendre un très léger prolongement du premier temps à la pointe, on entend un souffle en même temps à l'orifice mitral, La température oscille sans cesse, entre 39° et 37° 2 (voir la courbe). Les bains sont supprimés.

1er janvier. — Langue sèche, diarrhée abondante. Crachats toujours striés de sang. Les douleurs musculaires ne disparaissant pas malgré le salicylate de soude, suppression. Potion avec 6 gr. de salicylate de bismuth.

2 janvier. — L'albumine existe toujours en très grande quantité dans l'urine. Les douleurs musculaires ont toujours la même intensité, mais le long de la gaine du sterno-cléido-mastoïdien (à gauche) on voit une large traînée rougeâtre. A la palpation, on sent que toute

la région est empâtée. La palpation, indolente, donne une fluctuation très marquée; chaque mouvement que veut faire le malade provoque une vive douleur. M. Brun, chirurgien des hôpitaux, fait une incision à la partie inférieure du sterno-mastoïdien, au niveau de son insertion sur la clavicule. Il sort de l'incision longitudinale, qui a environ 4 ou 5 centimètres de longueur, une petite quantité (environ 80 centimètres cubes) d'un liquide purulent, épais, crémeux, dont M. Bouchard fait une préparation. L'analyse de ce liquide jaune verdâtre permet de reconnaître de nombreux streptococci, mais pas des bacilles spéciaux. L'exploration avec le doigt permet de constater que l'abcès communique avec l'articulation sterno-claviculaire et que les surfaces cartilagineuses sont altérées. La plaie antiseptisée est munie d'un drain.

3 janvier. — Un nouveau pansement de la plaie donne une très petite quantité de pus. Les injections faites par le drain laissent échapper un liquide presque transparent. Les bords bourgeonnent. Deux verres d'eau de Sedlitz.

5 janvier. — Douleur de l'épaule droite, on produit par la pression une douleur excessivement vive, exagérée encore par les mouvements spontanés.

Le ganglion qui existait au pli de l'aine, à l'entrée du malade, persiste avec la même grosseur. Les douleurs musculaires persistent dans les aines, et particulièrement dans le membre gauche. La température ne dépasse que rarement 38°, le traitement des typhoïques est supprimé complètement.

Les urines, à ce jour, ne contiennent plus ni sucre, ni albumine.

6 janvier. — Même état général.

La cuisse gauche présente au pli de l'aine une voussure exagérée. Douleur intense à la pression, nulle quand on frappe sur le grand trochanter. Rien de pareil du côté droit.

La douleur dans l'épaule droite persiste.

7 janvier. — L'état général est relativement plus satisfaisant. La langue est humide mais la soif est vive. Le souffle systolique existe toujours à la pointe.

La respiration à gauche offre un timbre plus nasillard que du côté opposé. Les crachats sont moins visqueux qu'hier; ils sont blanchâtres, striés de sang, en plus petite quantité que la veille. Pas de dyspnée, ni de fièvre. Pas de douleur dans les espaces intercostaux. Submatité à la base gauche. Respiration plus forte que du côté opposée. Vibrations faibles.

Epanchement assez considérable au genou droit. Indolence absolue. Fluctuation. L'épaule continue à être douloureuse, la douleur du triangle de Scarpa persiste.

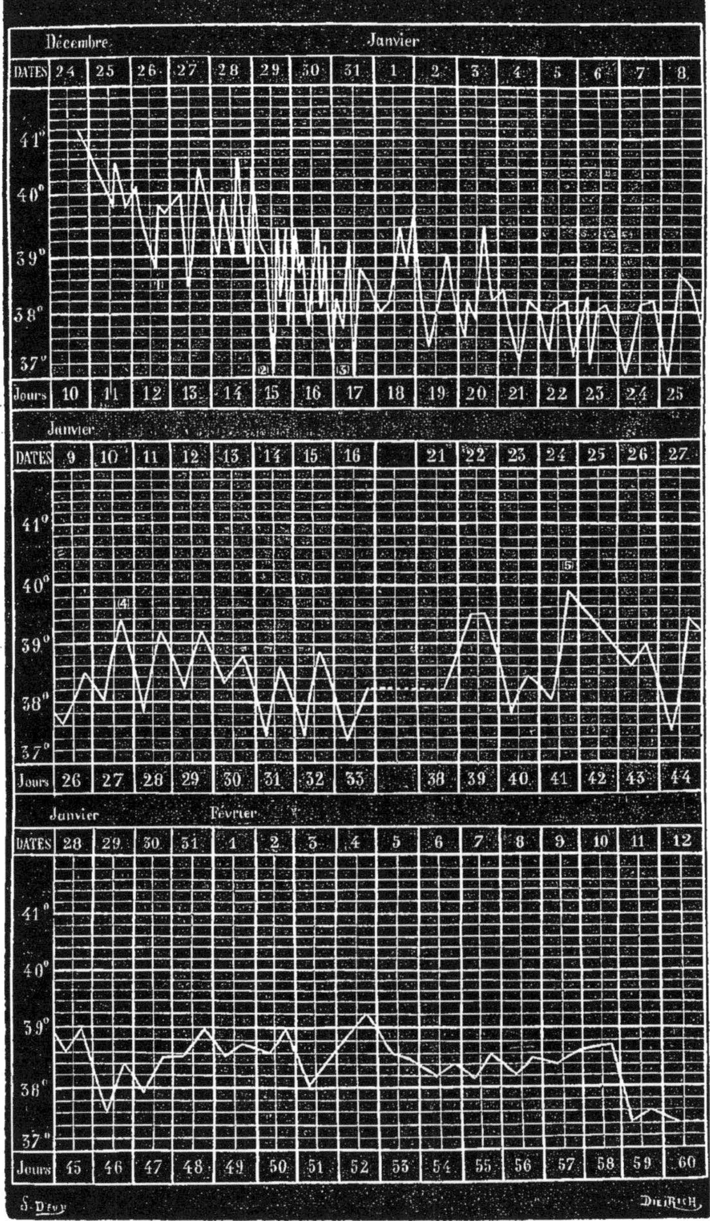

Fig. 6, obs. XXI. M. Bouchard.
1 et 2. Bains. — 3. Suppression des bains. — 4. Epanchement dans le
genou droit. — 5. Douleur hanche gauche.

8 janvier. — Epanchement dans le genou droit augmenté. Indolence absolue par le mouvement et la palpation. Douleur dans le poignet droit par les mouvements spontanés. Epanchement indolent dans le genou gauche. Pas de fluctuation. Salicylate de soude 6 gr.

9 janvier. — Langue blanche, bouche extrêmement sèche ; soif vive (glace dans les boissons), crachats toujours spumeux, légèrement striés de sang.

Douleur à la pression dans le coude et le poignet droit. Pas de rougeur. L'épanchement dans le genou droit est augmenté. L'indolence est absolue comme la veille. Les autres articulations sont dans le même état. La douleur persiste dans le triangle de Scarpa ainsi que dans le genou gauche. La matité splénique est revenue à ses dimensions normales.

Trait. Suppression du salicylate de bismuth. Lavement.

10 janvier. — L'épanchement a augmenté dans le genou droit. On perçoit nettement la fluctuation, mais la douleur y est plus vive. Une ponction, faite avec l'aspirateur Potain, donne issue à un liquide jaune citrin, assez fluide, louche, dont la quantité est d'environ 250 centim. cubes.

Persistance de la douleur dans le coude et le poignet droit.

Le triangle de Scarpa est toujours aussi sensible à la pression, mais la voussure du pli inguinal est sensiblement diminuée. Le malade ne peut fléchir le genou gauche sans pousser des cris. La langue est humide à la pointe, sèche sur les parties postéro-latérales.

11 janvier. — Toutes les articulations sont douloureuses, sauf celles du poignet et du coude gauche.

La langue est visqueuse un peu poisseuse. Le malade tousse toujours un peu ; les crachats continuent à être sanguinolents. L'auscultation du cœur laisse entendre un souffle vibrant au premier temps à la pointe.

12 janvier. — Le malade a de la diarrhée. Il tousse ; l'expectoration est de couleur sucre d'orge. Les crachats sont liquides, non gélatineux, mousseux.

L'articulation du poignet droit est plus gonflée et plus douloureuse. De plus sur la face dorsale du poignet, on commence à voir de la rougeur. Le triangle de Scarpa continue à être aussi douloureux ; la jambe gauche remue plus facilement qu'hier. Le genou gauche est moins raide. Amélioration générale.

13 janvier. — L'articulation du poignet droit est toujours aussi gonflée et douloureuse.

14 janvier. — L'épanchement est considérablement diminué dans le genou droit. Le malade conserve toujours un peu de raideur dans les mouvements, mais la douleur a disparu. Il souffre encore dans l'épaule droite.

16 janvier. — La langue est rouge, humide. L'appétit est conservé.

Pas de douleur ni de gonflement au poignet et au coude droits. Le malade souffre un peu du genou et dans la hanche du côté gauche. La palpation produit une vive douleur dans le genou gauche. L'épanchement est peu considérable. Le pli inguinal et le triangle de Scarpa sont toujours aussi douloureux que précédemment. La plaie du cou va très bien. La suppuration est nulle. Par la palpation on perçoit des craquements claviculaires. Pas de fièvre. Les crachats sont spumeux, ils ne contiennent pas actuellement de filets de sang. L'albumine a disparu entièrement des urines.

17 janvier. — Œdème de la région antibrachiale droite. Cet œdème peu accentué sur la face antérieure de la région, ainsi que sur la face externe, est très manifeste à la partie postérieure et interne. La peau est tendue. Elle garde l'impression du doigt; on y sent un peu de fluctuation. La partie gonflée n'est pas douloureuse. Dans la partie antérieure et interne de l'épaule droite, on voit la peau rouge tendue, douloureuse ; fluctuation manifeste. Tuméfaction des ganglions de l'aisselle. M. Brun pratique une incision de 6 cent. environ en avant de l'épaule, à hauteur de l'apohyse coracoïde ; elle laisse écouler une assez grande quantité de pus. Le doigt introduit dans la plaie permet de sentir des dénudations osseuses. Drainage, pansement phéniqué.

Le genou droit est immobilisé dans une gouttière.

22 janvier. — Le genou droit est plus tuméfié. Ponction avec l'appareil Potain ; elle donne issue à une certaine quantité de liquide synovial légèrement louche. On injecte ensuite dans l'articulation une vingtaine de grammes environ d'un liquide contenant en suspension de la poudre d'iodoforme très divisée et obtenue en précipitant une solution éthéro-alcoolique d'iodoforme par l'eau, en lavant le précipité et le recueillant avec une faible quantité de liquide.

24 janvier. — On enlève le drain de l'articulation sterno-claviculaire. Le genou gauche est toujours douloureux.

5 février — Diarrhée persistante. Météorisme. Tuméfaction des ganglions de l'a'ne, œdème de la cuisse. Même état des articulations. Les urines contiennent un peu d'albumine.

10 février. — Les plaies des articulations n'existant plus, on cesse de faire des pansements.

19 février. — Le malade se plaint d'une douleur dans l'articulation tibio-tarsienne à gauche. Cette articulation est un peu tuméfiée. Elle n'est pas douloureuse à la pression. Elle le devient par les mouvements spontanés. Les urines contiennent toujours un léger nuage d'albumine.

20 février. — Même état des articulations. L'œdème de la cuisse gauche a disparu complètement. Le malade crache beaucoup. Les crachats sont légèrement visqueux, transparents, peu colorés et peu aérés.

28 février. — Le malade se plaint d'une grande fatigue due à sa position sur le dos depuis deux mois.

5 mars. — Douleur dans la jambe gauche au niveau des articula-

tions du genou et du coup-de-pied. L'articulation de la hanche du même côté est également douloureuse.

Au bras, sur un fond rosé, depuis le pli du coude jusqu'au poignet, on voit apparaître une éruption confluente de sudamina. Ces petites vésicules s'arrêtent au niveau du coude.

13 mars. — L'éruption de l'avant-bras droit a augmenté. Elle occupe maintenant tout le membre supérieur. La desquamation est active au niveau des articulations. Rien de pareil à gauche.

19 mars. — On immobilise les membres inférieurs dans la gouttière de Bonnet. Sueurs profuses. Sudamina sur tout le corps. Même état général.

18 avril. — Depuis que le malade est dans la gouttière, on n'a pas revu les articulations malades, c'est-à-dire celles du membre inférieur de gauche, mais le malade affirme qu'elles sont dans un bon état et s'oppose à ce qu'on retire sa gouttière dans laquelle il se trouve avoir un peu de soulagement.

Les urines ne contiennent plus d'albumine. Depuis ce moment l'amélioration de l'état général et de l'état local a été progressive.

Au commencement de mai, il existait de la raideur dans les jointures du membre inférieur droit.

Ces arthropathies infectieuses devront être séparées de la fièvre tyhoïde, de l'endocardite ulcéreuse, et surtout du rhumatisme articulaire aigu.

Elles diffèrent de la dothiénentérie par un début plus brusque, par l'absence ou l'irrégularité des phénomènes abdominaux, par l'absence de taches et par la marche de la température. D'ailleurs, nous reconnaissons que le diagnostic présente les plus grandes difficultés et que bien souvent l'état typhoïde qui se rencontre dans le pseudo-rhumatisme infectieux, peut parfaitement donner le change. Quelques observations, comme celle de M. A. Robin que nous avons rapportée plus haut, ne pourraient-elles pas être considérées comme des cas de pseudo-rhumatisme?

La difficulté est aussi grande pour le diagnostic avec l'endocardite ulcéreuse. Il est vrai que c'est surtout la forme pyohémique de cette dernière qui donne lieu aux arthrites suppurées et nous verrons que les jointures ne se prennent que plus tardivement.

Enfin le rhumatisme aigu, franc, doit surtout être reconnu. On comprend toute l'importance de ce diagnostic au point de vue pronostique et thérapeutique. La présence d'arthrites suppurées éloignera, ou du moins rendra peu probable, l'hypothèse du rhumatisme. En effet, quelle que soit l'opinion qu'on se fasse de l'origine du rhumatisme, qu'il s'agisse ou non d'une maladie infectieuse, il est démontré cliniquement que les arthrites ne suppurent jamais, malgré les observations anciennes, nombreuses, rapportées par Bouillaud et les faits plus récents de Cossy et de Mazzl.

Il n'est pas possible actuellement de faire même une hypothèse sur la nature du pseudo-rhumatisme infectieux. L'examen du liquide articulaire n'a permis de reconnaître que les microbes vulgaires de la suppuration, mais pas de micro-organismes spécifiques. Peut-être trouvera-t-on dans la période d'incubation et d'invasion de ces états morbides, dans l'identité symptomatique, des caractères suffisants pour exposer en nosographie un chapitre d'arthropathies infectieuses, primitives, mais actuellement on ne peut considérer ces faits très intéressants que comme des observations d'attente.

II. — ENDOCARDITES INFECTIEUSES.

La connaissance de l'endocardite ulcéreuse date d'une trentaine d'années. Depuis l'époque où les descriptions de Senhouse-Kirkes, de Rokitansky, de Beckmann et de Virchow mirent hors de doute l'existence d'ulcérations aiguës de l'endocarde, des recherches considérables ont été faites sur ce sujet et l'on peut dire aujourd'hui que, grâce aux travaux de Thurnham, de Fœrster, de Pelvet, de Mayer, de Klebs, d'Eberth, de Köster, de Weigert, de Cornil et Babès, de Netter, la conception de la maladie appelée endocardite ulcéreuse est devenue en même temps plus exacte et plus compréhensive.

Les observations démontrent en effet que l'élément pathogénique de cette maladie n'est pas tant l'ulcération observée sur l'endocarde que la malignité même de la maladie. En d'autres termes, il s'agit d'une maladie infectieuse, qui se localise plus spécialement sur le cœur : d'où le terme de *typhus cardiaque*, proposé par certains auteurs. De sorte que l'endocardite maligne peut apparaître soit spontanément (fait de plus en plus rarement observé à mesure que l'attention des auteurs est plus précise), soit secondairement à toute maladie infectieuse grave, pyohémie, puerpérisme, scarlatine, etc. Aussi la forme ulcéreuse peut-elle, à bon droit, être considérée comme la plus grave, sans contredit, des endocardites infectieuses.

La nature parasitaire de ces lésions cardiaques aiguës est mise hors de doute par les recherches contemporaines, qui ont démontré (Klebs, Orth, Cornil, Babès, Netter, Chantemesse) la pluralité des différentes espèces de microbes capables de se greffer sur un endocarde antérieurement sain ou déjà altéré par suite de lésions inflammatoires chroniques. Les microbes de la pneumonie, de la suppuration, et d'autres plus ou moins exactement spécifiés, ont été tour à tour et même simultanément rencontrés et décrits dans les détritus pulpeux des abcès aigus de l'endocarde.

Au point de vue de la question qui nous occupe, c'est-à-dire de la coexistence d'arthropathies dans l'endocardite infectieuse, il nous paraît bon de rappeler tout d'abord que l'endocardite infectieuse coïncide souvent avec des arthropathies. Nous n'aurions qu'à citer le puerpérisme infectieux, la pyohémie et toutes les maladies pyogéniques primitives ou secondaires à des inflammations suppuratives.

C'est qu'en effet, en clinique, deux conditions bien dissemblables peuvent se rencontrer : tantôt l'endocardite infectieuse plus ou moins nettement reconnue, donne lieu à un ensemble symptomatique des mieux caractérisés : il s'agit de ce qu'on peut encore aujourd'hui appeler la forme pyohémique de la maladie, et cet état pyogénique s'accompagne de manifestations arthropathiques très graves, véritables abcès articulaires. Vulpian et Charcot isolèrent cette forme clinique et depuis lors on a peu ajouté à leurs travaux. Tantôt l'endocardite revêt l'aspect typhoïde; il s'agit alors d'une véritable septicémie dans le cours de laquelle les déterminations articulaires ne sont pas fréquentes et n'ont pas le caractère d'arthropathies suppurées.

Les arthrites qui accompagnent, assez rarement d'ailleurs, la forme pyogénique de l'endocardite infectieuse, constituent de véritables abcès articulaires. Trousseau signale cependant des douleurs articulaires fréquentes au début. La lecture des observations publiées permet de dire que ces collections purulentes se forment avec une grande rapidité. L'épanchement purulent se reconnaît au gonflement hâtif de la région, gonflement qui d'ordinaire est indolent. L'articulation est vite déformée, la fluctuation fait souvent défaut. Il s'agit donc principalement d'un œdème diffus périarticulaire, signe d'une importance considérable qui donne, d'emblée, au milieu de ces phénomènes généraux graves, l'impression d'une infiltration purulente circonscrite au niveau d'une articulation naguère encore intacte.

Habituellement la maladie générique évolue avec une allure précipitée et ne permet pas à l'abcès articulaire de dépasser les limites de la région.

Le pronostic d'une pareille lésion articulaire n'a pas besoin d'être rappelé.

Il existerait enfin, au point de vue clinique, une endocardite infectieuse maligne (non septique) que Ritter appelle *endocardite rhumatoïde* et dans le cours de laquelle, en même temps que des hémorrhagies multiples, des gonflements articulaires se développeraient souvent. Ces arthropathies seraient toujours, au dire de Strümpell, de nature séreuse et non purulente.

N'a-t-on pas là le tableau clinique d'une forme de

pseudo-rhumatisme infectieux décrit par l'école française ?
C'est ce que des recherches ultérieures pourront peut-être
établir.

CHAPITRE VIII.

SYPHILIS

‘La syphilis est une maladie essentiellement infectieuse
et ses manifestations articulaires peuvent, au moins dans
une période de son évolution, présenter des caractères qui
les rappochent du groupe clinique que nous décrivons. Il
nous semble donc nécessaire de faire entrer dans notre
cadre les arthrites syphilitiques que l'on observe quelquefois dans la période secondaire et qu'il est assez difficile,
par exemple, de reconnaître de l'arthrite blennorrhagique ;
ces manifestations articulaires peuvent d'ailleurs être
assez précoces, ou se présenter dans une période éloignée
du début, époque de transition.

Nous éliminerons toutes les arthropathies de la période
tertiaire qui répondent beaucoup moins au syndrome
clinique que nous avons tracé précédemment. Tout d'a-
bord la syphilis à cette époque s'éloigne de la définition
ordinaire de maladie infectieuse, puisqu'elle n'est pas
inoculable ; elle a pris droit de cité dans l'organisme
qu'elle a infecté, elle est devenue une véritable diathèse et se comporte comme telle. On la verra imposer son
cachet à un grand nombre de maladies intercurrentes,
elle sera transmissible par l'hérédité seulement. D'ailleurs
les manifestations locales seront différentes, tandis que
dans la période secondaire nous avions une maladie
agissant spécialement sur les parties molles de la syno-

viale, ici ce sont surtout les os qui seront primitivement atteints.

Ces réserves faites, disons quelques mots des manifestations articulaires de la syphilis.

. Connues des anciens, ces arthropathies syphilitiques étaient tombées dans un oubli presque complet. C'est ainsi que Hunter déclare « qu'il n'a jamais vu la syphilis constitutionnelle attaquer les articulations. » D'ailleurs, pendant la longue période où syphilis et blennorrhagie ont été confondues, il est absolument impossible de reconnaître, parmi les manifestations articulaires signalées, ce qui a trait à l'une ou l'autre de ces deux maladies. Depuis une trentaine d'années, la question a été reprise et de nombreux travaux ont été publiés. C'est au professeur Richet que l'on doit surtout d'avoir remis en lumière ces accidents articulaires de la syphilis. Dans son beau mémoire sur les tumeurs blanches, paru en 1853, il déclare que « la syphilis peut seule déterminer l'apparition de synovites et d'ostéites articulaires chez des sujets ne présentant d'ailleurs aucun caractère scrofuleux. » Déjà cependant, quelques années auparavant, Chomel avait, dans une de ses cliniques, indiqué l'hydarthrose et l'hyperostose des extrémités articulaires comme symptômes fort rares d'ailleurs de la syphilis ; il traitait de pseudo-rhumatisants les syphilitiques à manifestations articulaires.

Le mémoire de M. Richet a trait surtout aux manifestations tertiaires de la syphilis. Nous ne devons pas ici parler des infiltrations gommeuses synoviales, osseuses ou périostiques circonscrites ou diffuses, mais bien des arthrites aiguës ou subaiguës de la syphilis dans la période véritablement infectieuse, c'est-à-dire quand la vérole, jeune encore, est en pleine activité, soit quelques semaines après l'accident initial, soit plus rarement quelques mois, ou quelques années même plus tard, quand survient une poussée. Les arthropathies de la syphilis ancienne et

devenue réellement constitutionnelle, tertiaire proprement dite, puisque le mot est généralement adopté, ne
rentrent pas dans notre sujet, ce qui en diminue considérablement le cadre.

Les arthrites syphilitiques infectieuses ont été signalées
par M. Lancereaux, puis plus tard par M. Fournier qui,
dans ses leçons et dans les thèses de ses élèves Vaffier,
Dauzat, Plateau, a longuement insisté sur ces manifestations relativement rares de la syphilis secondaire. Signalons encore les travaux de MM. Bouilly, Toussaint,
Dureuil, Voisin, Cornil, Mericamp, qui ont trait surtout
aux arthropathies syphilitiques tertiaires ; le mémoire de
M. Verneuil et plus récemment la thèse de Defontaine,
qui résume bien l'état actuel de la question ; enfin les
travaux de Max Schüller, Volkmann, Baümler, Maussurow, Mracek.

Les arthrites syphilitiques se manifestent sous trois
formes que nous décrirons successivement :

1° Les arthralgies ;

2° Les arthrites subaiguës ;

3° Les hydarthroses.

Ces trois formes se présentent avec une fréquence très
inégale. Les arthralgies sont les plus fréquentes de beaucoup, puis les hydarthroses, puis enfin les arthrites subaiguës. Elles sont fréquemment combinées les unes aux
autres.

1° Étudions d'abord les *arthralgies*. Celles-ci consistent
en une sensibilité plus ou moins grande des jointures
sans tuméfaction, sans rougeur, sans déformation, sans
hydarthrose, en un mot sans signe objectif d'aucune sorte.
Tous les signes sont négatifs, sauf un seul, la douleur
(Fournier). Ces douleurs, que l'on constaterait chez le
quinzième des malades en puissance de syphilis (J. Voisin),
sont plus vives la nuit, ainsi d'ailleurs que la plupart des
douleurs, quel qu'en soit le siège, qu'on observe dans la
syphilis. En outre, et c'est là une particularité assez sin-

gulière, sur laquelle insiste M. Fournier, elles s'accrois-
sent assez souvent par le repos et se dissipent par l'exer-
cice. Le matin, au lever, les jointures des malades sont
comme rouillées ; mais, après quelques mouvements, elles
ne tardent pas à se dérouiller. Hâtons-nous de dire que
dans nombre d'autres cas, les jointures sont douloureuses
à la pression et la douleur augmente avec les mouvements ;
et ce ne sont pas les organes voisins de l'articulation, les
muscles, les tendons, les gaines synoviales qui sont le
siège de la sensibilité exagérée, mais bien l'articulation
elle-même. Le malade compare quelquefois cette douleur
à une sensation de véritable brisure (J. Voisin).

Ces arthralgies, avons-nous dit, existent, indépendam-
ment de toute lésion manifeste, ainsi que les ostéalgies,
les sternalgies et les pleurodynies qu'on observe dans la
syphilis secondaire. Cependant il est plus que probable que
toutes ces douleurs, comme le font observer MM. Fournier
et Cornil, reconnaissent pour cause des modifications maté-
rielles des parties qui en sont le siège. — « Nous en
avons eu plusieurs fois la preuve, M. Ranvier et moi, dit
M. Cornil pour ce qui concerne les os pendant que
régnait le choléra de 1865-66 : à cette époque, on nous
apporta plusieurs fois les os d'individus morts accidentel-
lement du choléra pendant qu'ils étaient en puissance de
syphilis secondaire, et nous avons constaté l'ostéite
caractérisée par un état fœtal et gélatiniforme de la moelle
enflammée. »

Ces arthralgies de la syphilis sont, le plus souvent, des
manifestations tout à fait initiales de l'infection syphilitique. Elles se montrent parfois aussitôt après le chancre,
plus souvent quelques semaines après, précédant, et
l'annonçant même dans quelques cas, la roséole, d'autres
fois la suivant de quelques jours, plus rarement enfin elles
sont tardives et n'apparaissent que quelques mois après
l'accident primitif.

Plus fréquentes chez la femme que chez l'homme

(Fournier), elles peuvent se produire sur toutes les jointures ; mais celles qui sont affectées le plus fréquemment
sont celles des épaules et des genoux, puis des coudes, des
poignets, enfin les articulations tibio-tarsiennes, temporo-
maxillaires et radio-carpiennes. Non traitées, elles persistent pendant plusieurs semaines ; mais elles cèdent généralement en quelques jours au traitement spécifique.
Dans un certain nombre de cas elles laissent à leur suite
des craquements articulaires (Defontaine).

2° *Les arthrites subaiguës* de la syphilis sont beaucoup
moins fréquentes que les arthralgies. Elles ont même
été niées par quelques auteurs, par M. Després, entre
autres. Pour lui, ces arthrites ne se manifesteraient que
sur des sujets rhumatisants chez qui la syphilis, cause de
dépression générale, jouerait le rôle d'agent provocateur.

Leur existence cependant ne saurait être mise en doute
en présence des observations signalées par des auteurs
éminents, d'arthrites subaiguës franches, survenant au
début de la syphilis, chez des sujets absolument indemnes
de rhumatisme héréditairement et personnellement. L'arthrite subaiguë secondaire n'atteint guère que l'articulation du genou, parfois, mais plus rarement, la cheville,
l'épaule ou le poignet.

L'épanchement articulaire est très faible ou nul ; l'articulation se fluxionne légèrement plutôt qu'elle ne se tu-
méfie ; elle devient douloureuse à la pression et aux
mouvements, et cette douleur, qui augmente la nuit, ne
présente pas l'acuité de l'arthrite vraie du rhumatisme.
La fièvre est rare, et quand elle existe elle est plus intense le soir, éphémère et s'accompagne d'inappétence
légère, d'agitation, d'insomnie. « Les téguments restent
sains au niveau de la jointure et ne présentent jamais,
ou presque jamais, cette suffusion rosée qu'il est fréquent d'observer dans le rhumatisme« (Fournier). Cependant plusieurs articulations peuvent être prises en même
temps que plusieurs bourses séreuses, sous-cutanées ou

tendineuses. « Cette multiplicité d'accidents diathésiques donné lieu à un ensemble symptomatique particulier qui a été décrit par M. Fournier sous le nom de pseudo-rhumatisme et par M. Vaffier sous le nom de rhumatisme syphilitique. » (J. Voisin.)

L'arthrite subaiguë, comme l'arthralgie, survient au début de la vérole ; elle n'entraîne jamais immédiatement des complications pleurales, cardiaques ou rénales ; ce n'est que quand elle est [méconnue, et par conséquent non soumise au traitement général, qu'elle peut se terminer par des craquements ou même de la roideur persistante.

On le voit, cette arthrite subaiguë de la syphilis ressemble beaucoup à certaines arthrites subaiguës, légères de la blennorrhagie. Les distinguer est souvent fort difficile, surtout quand il existe en même temps, ainsi que cela s'observe très fréquemment, un chancre syphilitique, des plaques muqueuses ou cutanées, et une blennorrhagie. Pour M. Schüller, ces *arthroméningites*, comme il les appelle, sont bien une manifestation du processus infectieux blennorrhagique ou syphilitique sur les articulations. Nons pensons qu'en pareil cas, seul le résultat du traitement antisyphilitique institué permettra de reconnaître la nature de l'arthrite.

3° *Hydarthroses.* — L'épanchement articulaire simple, sans aucune phlegmasie apparente de l'articulation, sans rougeur de la jointure, a été observé dans un certain nombre de cas de syphilis jeune. Cette hydarthrose de la syphilis ne présente aucun caractère spécial qui permette de la distinguer des hydarthroses vulgaires ; tout au plus dirons-nous, avec M. Fournier, que les douleurs sont moins vives, presque insignifiantes dans certains cas, et que l'épanchement est toujours peu intense et révélé aisément par le palper. Enfin, il est toujours prudent, pour bien poser son diagnostic, de rechercher s'il n'existe pas d'antécédents rhumatismaux. Cette hydarthrose syphilitique précède parfois l'apparition des manifestations secondaires, ainsi que le montre une observation de M. Gerin-Roze (1), mais peut survenir pendant toute la période secondaire : c'est aux genoux qu'on l'observe presque toujours, et, le plus souvent, une seule jointure est prise. Sa durée est généralement courte ; elle cède rapidement sous l'influence de la médication anti-diathésique, qui doit être instituée dès le début des accidents, car ceux-ci sont de ceux qui semblent se montrer lorsque l'organisme est atteint profondément.

« Quelquefois, sans cause appréciable, l'épanchement
« reparaît dans une articulation que l'on pouvait consi-
« dérer comme guérie, et cela sans aucune cause provo-
« catrice et malgré le traitement spécifique. Les retours
« de l'épanchement sont encore plus fréquents et plus
« persistants lorsque l'hydarthrose a diminué ou disparu
« spontanément, sa nature ayant été méconnue ; on
« peut alors assister à la production d'alternatives d'aug-
« mentation et de diminution de l'épanchement, d'où
« il peut résulter un épaississement de plus en plus
« marqué de la synoviale (Synovite de Richet). » (Defontaine.)

L'hydarthrose que nous venons de décrire est l'hydarthrose simple. Mais elle est pour ainsi dire la manifestation la plus rare de la syphilis articulaire. Bien plus souvent, en effet, on voit survenir, consistant en des manifestations tertiaires, des hydarthroses parfois très abondantes, mais elles sont le plus souvent symptomatiques de lésions osseuses de voisinage, épiphyses, périoste (Gangolphe), ou même dépendre de véritables infiltrations gommeuses de la synoviale, ainsi que le démontrent les faits de MM. Richet, Plateau, Defontaine, etc. Il n'est

____

(1) In thèse de Defontaine, p. 22.

pas jusqu'aux tissus perisynoviaux qui, atteints par des
lésions quelconques, peuvent produire des épanchements articulaires. Mais toutes ces lésions de voisinage, toutes ces manifestations tardives ne rentrent pas
dans le cadre que nous nous sommes tracé.

Le *diagnostic* de la syphilis articulaire a été indiqué à
propos de chaque forme clinique. Nous devons cependant ajouter quelques mots à ce que nous avons déjà
dit sur les pseudo-rhumatismes syphilitiques. Les trois
formes que nous avons signalées, l'arthralgie, l'arthrite subaiguë, enfin l'hydarthrose, peuvent survenir
en même temps sur un sujet qui présentera, en
outre, des douleurs dans les muscles, de la fièvre légère,
des sueurs, de l'inappétence, de la céphalée, de l'insomnie, tous symptômes communs de la syphilis secondaire
et du rhumatisme articulaire subaigu. On le voit, rien de
plus facile que de se tromper et de prendre un rhumatisant pour un syphilitique et réciproquement, surtout quand
surviennent certaines efflorescences rhumatismales que
des médecins peu expérimentés peuvent prendre pour une
roséole. M. Fournier cite l'exemple d'un confrère, médecin
des plus distingués, qui se trompa sur lui-même dans un
cas de ce genre et se crut longtemps rhumatisant alors
qu'en réalité il « n'était que syphilitique. »

Nous pensons cependant que, dans la plus grande majorité des cas, le chirurgien attentif pourra porter un diagnostic exact : d'ailleurs le traitement pourra servir de
critérium dans les cas douteux, jusqu'au jour où le bacille
de la syphilis sera connu et classé. Déjà plusieurs mémoires ont été publiés sur ce bacille de la syphilis. Nous
signalerons particulièrement les travaux de MM. Martineau
et Hamonic, Klebs ; plus récemment ceux de Lustgarten,
Droutrelepont, Koniger, Schütz, Babès, Giacomi. Le bacille
constaté par Lustgarten dans divers produits syphilitiques
semblait devoir prendre place parmi ceux aujourd'hui
connus.

Malheureusement les recherches de contrôle entreprises par Alvarez et Tavel ont montré que le bacille de Lustgarten manque sur les coupes de lésions syphilitiques et est inconstant dans les sécrétions syphilitiques : la culture de ce bacille n'a donné aucun résultat, et il a été impossible de l'inoculer aux animaux. Diverses sécrétions pathologiques, telles que des chancres mous, du pemphigus, de l'herpès du prépuce, du smegma préputial renferment un bacille semblable à celui décrit par Lustgarten : ces recherches reculent la solution de la question, mais ne peuvent faire rejeter la nature microbienne de la syphilis. Elles obligent à des recherches nouvelles sur l'agent infectieux de la vérole.

L'arthrite infectieuse de la syphilis secondaire cède en général rapidement au traitement anti-syphilitique, aussi le pronostic en est-il peu grave, la terminaison par suppuration ou par ankylose n'ayant jamais été observée. C'est tout au plus, si dans quelques cas, on a vu persister quelques craquements articulaires. Il ne semble guère y avoir de relations entre les prédispositions rhumatismales des sujets et ces arthrites. « Mais il y a peut-être un rapport assez étroit entre les arthropathies constituées de la période tertiaire et les arthralgies, arthrites subaiguës et hydarthroses des premiers temps de la vérole » (Defontaine). Aussi faut-il toujours, dès l'apparition des accidents articulaires, instituer un traitement actif de la syphilis. Dans les cas d'arthrite subaiguë ou d'hydarthrose, le traitement local est le même que dans les cas de lésion semblable non spécifique. Mais ici le traitement général est capital, le traitement local accessoire.

INDEX BIBLIOGRAPHIQUE

PREMIÈRE PARTIE

Arthrites infectieuses en général.

Babès. — Arch. physiolog., nov. 1883.

Barwell. — Articulations. Encycl. chirurg. intern. Paris, 1885, p. 499 à 656.

Bonnet. — Maladies des articulations. Paris 1845.

Borgherini. — Processus infectieux. — Gaz. méd., Itali., prov. Veneta, n° 37, 1884.

Borland et Curtis. — 14 cas de rhumatisme, Boston méd. and surg. Journ., avril, 1876.

Bouchard. — Maladies par ralentissement de nutrition, p. 324.

Bouchard. — Leçons sur les maladies infectieuses. — Revue Médec. p. 671. — 1881.

Bouchard. — Leçon d'ouverture. — Semaine Médicale, 8 avril 1885, n° 14, p. 110.

Bourcy. — Déterminations articulaires des maladies infectieuses. — Th. Paris, 1883.

Brodie. — Traité des maladies des articulations, trad. de Marchant, Paris, 1819.

Chassaignac. — Traité de la suppuration.

Cornil et Babès. — Les Bactéries, in-8°. Paris, 1885.

Cornil et Ranvier. — Manuel d'Histologie, I. p. 410.

Coulson. — On the suppurat. of the joints from infection of the Blood. — Lancet, 1854, II, p. 270 et 347 : Lancet, 1855, I, p. 586.

Cotz et Feltz. — Recherches des infusoires dans le sang. — Gaz. Méd. de Strasbourg, 1868.

Frankel. — Uber die Microorganism in der chirurgical Infektions-krankheiten. — Wiener med. Wochensch. 1885, XXXV, p. 108, 173, 184.

Griesinger. — Traité des maladies infectieuses, II édition, trad. française. Paris, 1877.

Jaccoud. — Leçon d'ouverture. — Gazette med., Paris, 1882, p. 569, et Path. interne, II, p. 600

Klebs. — Archiv. für exper. Path. und Pharmacie.

Koch. — Maladies infectieuses traumatiques, Leipzig. 1878, Rev. des Scien. méd., 1879, XIV p. 92.

Krause. — Berl. Klin Wochensch. 27 octobre 1884.

Lannelongue. — Coxo-tuberculose. Paris, 1886.

Leyden. — Charite Annalen, X Jahrg. p. 182.

Libermeister. — Pathologie inter. ; I. maladies infectieuses. Leipzig, 1885.

Lorain. — Traité de la température, II.

Moffait.— Recherches sur les phlegmasies des membranes synoviales des articulations. — Th. de Paris, 1810, n° 13.

Ollier. — Arthrite. — Dict. encycl. des sc. médicales.

Panas. — Articulations. — N. Dict. de Méd. et de chirurg. pratiques.

Quinquaud. — Contribution à l'histoire clinique des maladies articulaires suppuratives. — Gaz. Méd., Paris, p. 206 à 280, 1871.

Richet. — Mémoire sur les tumeurs blanches, in mém. Acad. de Méd., t. XVII, p. 37, 1853.

A. Robin. — Pseudo-rhumatisme de surmenage. — Gaz. Méd. de Paris, 20 et 27 juin 1885.

Rosenbach. — Deustche Med. Wochensch, n° 39, 1884.

Salomonsen.— De la présence des bactéries dans les collections purulentes sur le vivant. — Vorgen Arch. IX, p. 4. — Centralb. für chirurgie, 1879, n° 2.

Schüller (Max). — Ueber Bactérien bei metastatischen Gelenkenzun, dungen, — Archiv. fur klin-chir., Berlin, XXXI p. 276, 287, 1885. — Verhandl. d. Deutcht. Gesselsch. f. Chirurg., Berlin, XIII, p. 129, 133, 1884.

Velpeau. — Articulations. — Dict. en 30 vol.

Verneuil. — Suppuration infectieuse, Gaz. des Hôpitaux, 1884, p. 505.

Voigt. — Sublimatinjection bei ortlichen Infectionsherden —Mitheil. aus der Greifwalder Ch. Klin, 1884, p. 175.

Volkmann. — Handbuch d. Allge. Chirurg. Pitha und Billroth, 1866.

DEUXIÈME PARTIE

Arthrites infectieuses en particulier.

1° *Pyohémie*

Barety. — Nice Méd., 1884.

Beltzer. — Le microbe de la pyohémie —Cent. f. med. Wien., 1884, n° 22.

Braw. — Abcès multiples de causes inconnues. — Prog méd., 16 f. 1884, p. 126.

A. Broca. — Progrès Méd. 1884.

Demarquay. -- Arch. médecine, 1872, t. I, p. 257.

Donnec. — De l'infection purulente sans plaie exposée. Th. Paris, 1877, n° 118.

Frestier. — De la fièvre purulente spontanée idiopathique, comparée à l'infection purulente. — Thèse Paris, 1856, n° 116.

Gerahrdt.—Die Rheumatoïderkrankung der Bronchiectatiker.—Arch. f. Klin. med., XIV. — Analy. Rev. des sc. méd., 1876, p. 583.

Gosselin.— Phlegmon diffus de la cuisse, arthrite du genou.— Gazette hôpitaux, 11 oct. 1880.

A. Guerin. — De la fièvre purulente. — Thèse Paris, 1847.

A. Guerin. — Infection purulente. N. Dict. de méd. et de ch. pratiques.

Hamilton. — Altérations des membranes synoviales dans la pyohémie. — Lancet, 25 mai 1872. p. 707.

Hervieux. — Diathèse purulente chez le n-.né — Arch. gen. méd., 1858, s. V., t. I.

Mathieu. — De la diathèse purulente spontanée. — Th. Paris, 1849, n° 168.

Milcent. — Remarques et Obs. sur la diathèse purulente. — J. de Chirurgie, 1845, p. 299.

Martin. — Contribution à l'étude des arthrites septiques. — Th. Paris, 1885, n° 227.

Pascal. — Influence de la diathèse rhumatismale sur la localisation des abcès métastiques. — Th. Paris, 1877.

Quinquaud. — Maladies arthrito-plegmoneuses, Gaz. Méd., 1871.

M. Raynaud. — Etude expérimentale sur l'inoculabilité du sang dans un cas de pyohémie spontanée. — Gazette des hôpit., 1873, p. 211.

Ripoll. — Gazette hôpitaux, 1850, p. 318.

Rosenbach. — Mikroorganismen bei den Wundinfections Krankheiten des Menschen, Wiesbaden, 1884.

J.-P. Teissier. — Diathèse purulente. — Art médical, t. VIII, p. 81, 161. 321, 409.

Verneuil. — Mémoires de Chirurgie, t. II, p. 109. Paris 1879.

Walter et Schmidt. — Dublin Journ. 1880, p. 161.

Wunderlich. — Uber spontane und primaren Pyhemie. — Archiv. f. phys. Heilk, 1857, p. 89.

OSTÉOMYÉLITE.

Bœckel. — Gaz. Méd. de Strasbourg, 1876, et Revue des Sc. Méd., p. 246, 1877.

Cary. — Ostéomyélite symétrique, simulant un rhumatisme artic. aigu. — New-York méd. Record, fev., 1872.

Jaboulay. — Le microbe de l'ostéomyélite aiguë. — Thèse Lyon, n° 267, 1885.

Langlet. — Périostite phlegmoneuse diffuse à forme rhumatismale. — Union méd. du Nord-Est, mars 1878.

Reclus. — Ostéomyélite insidieuse. — Gaz. hebd. 23 octobre 1885.

Rodet. — De la nature de l'ostéomyélite infect. — Revue de Chirurgie, avril 1885.

ANGINES SEPTIQUES.

Caron. — Soc. méd. des hôp., 1853.
Landouzy. — Progr. méd., 4 et 11 août 1883.
Lasègue. — Traité des angines, p. 181.
Milsonneau. — De l'angine infectieuse simple. — Thèse, Paris, 27 avril
1885.
Verneuil. — Nature de l'amygdalite phlegmoneuse. — Gaz. des Hôp.,
20 février 1879.

LYMPHANGITES.

Verneuil. — De l'arthrite et de l'hydarthrose du genou consécutive à
la lymphangite des membres inférieurs. — Bull. Acad. de
Méd. 2ᵉ série, XV, nᵒ 42. — Gaz. des Hôp. 29 janv. 1878.

BLENNORRHAGIE.

Boucher. — Arthrite blennorrhagique suppurée. — Soc. de chir. 1862.
Besnier. — Art. Rhumatisme. — Dict. Encycl. des scienc. méd. 1875.
Bolot. — De l'Arthrite plastique ankylosante aiguë. — Th. Paris, 1880.
Bonde. — Méd. Soc. of London, nov. 1871 ; and the Lancet, 1872.
Bousquet. — Soc. de chirurg., 28 oct. 1885.
Brandès. — Arch. gén. de méd., 1854.
Brun. — Th. Paris, 1881.
Dardel. — Gaz. méd. de Lyon, 1851, nᵒ 17.
Diday. — Th. Paris, 1873.
Duboc. — Nature du rhumatisme blennorrhagique. — Th. Paris, 1881.
Duplay et Brun. — Arthrites blennorrhagiques. — Arch. méd. 1881.
Dupont. — Th. Paris, 1871.
Eisenmann — Lehrb. des Sp. Chir., 2, II, p. 958.
Eliçagaray. — Th. Paris, 1878.
Elliotson. — Méd. Times and Gaz., 1860, nᵒ 523.
Eischbaum. — Microbes de la blennorrhagie. — Deuts. med. Wochench,
nᵒ 13, 1883. — An. Arch. méd. 1884, I, 487.
Etchamnoff. — Th. Paris, 1873.
Foucart. — in-8. Bordeaux, 1846.
Fourestié. — Gaz. méd., Paris, 1875.
Fournier. — Blennorrhagie. — N. Dict. de méd. et de chir. prat. 1866
et Ann. de Dermat., 1869.
Gosselin. — Clinique de la Charité, I, 1876.
Gosselin. — Gaz. des hôp., 11 nov. 1880.

Haslund. — Virchow's Arch, 1886, p. 547.

Hervieux. — Gaz. méd. de Paris, 1858.

Holmes. — Systems of Surgery, II.

Hunter. — Maladies vénériennes, 1786.

Hutchinson. — Méd. Press., 7 juillet 1880.

Kamerer. — Central. f. chir., 1884, n° 4.

Lorain. — Traité de la température, II.

Laermans. — Journ. de Méd. de Bruxelles, oct. 1885.

Landouzy. — Semaine Méd., 1882.

Loeb. — Die Rheumatoïder Krankung der Gonnorrhöïder. — Deut. Arch. f. Klin. Méd. 3 déc. 1885, p. 186.

Lucas (Clément). — On the association of ophtalmitis neonatorum with joint diseases. — British Medical Journal London, 10 october 1885.

Maymon. — Arch. g. Médecine. nov.-décemb. 1875.

Martin (de Vevey). — Pyohémie dans la blennorrhagie. — Th. Genève, 1882.

Marhn. — Revue méd. Suisse Romande, III, 308.

Meynet. — Lyon méd., n° 2, p. 90, 1873.

Neisser. — Die Micrococcen der Gonorrheœ. — Central. f. med. Wischen, n° 28, 12 juillet 1879. Deutch Méd. Woch., 1882.

Paquet. — Rhumat. blennorrh., in-8. Roubaix.

Peter, Fournier, etc. — Soc. méd. des hôpitaux, 1866-67.

Petrono. Sulla natura parasitaria dell' athrita blennorrhagia. — Rev. Clin. di Bolona, févr. 1883.

Poncet. — Arthrite blennorrhagique consécutive à une inoculation blennorrhagique de la conjonctive. — Arch. d'ophtal. I, p. 215, 1881.

Ricord. — Leçons du lundi. Gazette des hôpitaux, 1848, p. 397. — Jour des Conn. méd. chir., 1833, etc.

Struppi. — Wien med. Press, n° 37, 1883.

Swediaur. — Gonocéle. — London med. Jour., 1781.

Talamon. — Rev. mensuelle de méd. et de chir., 1878.

Thiery. — Presse méd., 1856-57.

Thomas. — Th. de Bordeaux, 1882.

Tixier. — Th. de Paris, 1860.

Uberti. — Giornal dell' scienc. med. delle roy. Acad. Torino, 15 juin 1857.

Vachée. — Rhumat. uro-génital. Th. de Paris, 1868.

Vœlkér. — Th. de Paris, 1868.

MALADIES DES VOIES URINAIRES

Bazy. — Du diagnostic des lésions des reins dans les affections des voies urinaires. — Th. de Paris, 1880.

Civiale. — Trait. prat. des mal. des voies génito-urinaires.

Girard. — Th. de Paris, 1873.

Guyon. — Leçons cliniques. Paris, 1885.

Malherbe. — De la fièvre dans les maladies des voies urinaires. — Th. de Paris, 1872.

Marx. — Th. de Paris, 1861.

Moffait. — Recherches sur les phlegmasies des membranes synoviales des articulations. — Th. de Paris, 1810, n° 13.

Ollier. — Arthrite. — Dict. Encycl. des sciences méd.

Perdrigeon. — Th. de Paris, 1853.

Reliquet. — Traité des op. des voies urinaires, 1871.

Sedillot. — Compte rendu de l'Ac. des Sciences, 1861, et Contrib. à la chir. II. Paris, 1863.

Velpeau. — Dict. en 30 vol. édit., 1833. Arthrite, p. 159.

   id.   Leçons cliniques, t. III.

PUERPÉRALITÉ.

Arloing. — Recherches sur les septicémies. Lyon, 1884.

Doléris. — De la fièvre puerpérale. — Th. de Paris. 1880.

Ollier. — Dict. encycl. des Sc. Méd.

Quinquaud. — Gaz. med. Paris, 1871.

MORVE.

Babès. — Journ. de l'anatomie, janvier 1884.

Bouchard, Capitan et Charrin. — Bulletins Acad. de médecine, 26 décembre 1882.

Bouley. — Dict encycl. des sciences médicales, 1876.

Brouardel. — Morve, Dict. ency. des sc. médicales.

Bucquoy. — Bulletin Ac. de médecine, 1883.

Chauveau. — Comp. rend. de l'Ac. des sciences, 24 février 1868.

Chistot et Kiener. — De la présence des bactéries et de la leucocytose concomitante dans les affections farcino-morveuses. — Ac. des sciences, 23 novembre 1868.

Elliotson. — On the glanders on the human subjects. — Med. surg. transaction XVI, 1830.

Israel. — Uber die Bacillers der Rotzkrankheit. — Berlin-Klin Wochensch, n° 11, 1883.

Lannelongue (de Bordeaux). — Toxhémie à forme farcineuse. — Journ. de méd. de Bordeaux, mai 1861.

Loffler et Schutz. — Uber der Rotzpilz, Med. Wochench, déc. 1882.

Ollivier. — Dict. en 30 volumes, XX. p. 267.

Tardieu. — Morve farcineuse chronique. — Thèse, Paris, 1843.

PNEUMONIE.

Andral. — Bull. Acad. de médecine, 6 avril 1850.
Bonnemaison. — Soc. méd. des hôpitaux, 1875.
Chomel. — Essai sur le rhumatisme, 1813.
Cohnheim. — Path. générale.
Demmler. — Étude sur les pneumonies infectieuses. — Thèse, Paris, 1882.
Duval. — Gazette des hôpitaux, 1854, p, 250.
Friedlander. — Die Mikrokokken der Pneumonie. Fortsch. der med., 1883 nº 22, et nº 10, 1884.
Germain Sée. — Des maladies spécifiques non tuberculeuses des poumons. Pneumonie parasitaire, in-8º, Paris, 1885.
Gintrac. — Gazette des hôpitaux, 1864.
Grisolle. — Traité de la pneumonie, p. 394, Paris, 1841.
Hardwich. — Gaz. médicale, p. 515, 1876.
Jurgensen. — Krankheiten des Respirations Apparats. — Ziemmensen's Handbuch.
Maragliano. — La Riformia medicale. 9 sept. 1885.
Marotte. — De la fièvre synoque péri-pneumonique. —Arch. médec. 1873.
Massalongo. — Faits nouveaux à propos de la théorie infectieuse de la pneumonie. — Arch. gén. de médecine, juin 1885, p. 641.
Parise. — Bull. de la Soc. anatomique, 1840.
Parrot. — Fièvre herpétique.— Gazette hebdomadaire, 1871.
Talamon. — Soc. anat. de Paris, 30 nov. 1883.

ÉRYSIPÈLE.

Anger. — Du rhumatisme consécutif à l'érysipèle. T., Montpellier, nº 87, 1884.
Boucher.— Sur les Complications tendineuses et articulaires de l'érysipèle. Th. Paris, 1883.
Charcot. — Maladies des vieillards.
Denucé. — Pathogénie et anat.pathol. de l'érysipèle. —Th.Paris, 1885.
Eskridge. — Causes determining the local manifestation of erysipelat some of its complication —Méd. Bull.Philadelphie, t. II, p. 2 .à 5, 1880.
Feuleisen. — Deutsch Zeitsch. f. Chir., XVI, 1882, et die Eliologic des Erysipèle. Berlin, 1883.
Gosselin. — N. Dict. de méd. et de chirurg. prat. XIV, p. 25.
Hutchinson. — On certain diseases allied to erysipelat.—Med. Times and Gaz. London, 1883, I, 4 à 6.
Hutchinson. — Med. Record, New-York, XVI, 91, 1880.

J. Frenk. — Trait. de path. int. Encycl. médicale, II, p. 78.
Lorry. — Tractatus de Morbis cutaneis. Paris, 1777.
Perroud. — Érysipèle rhumatismal. — Arch. de dermat., 1873-1874.
Pitoy. — Essai sur l'érysipèle. Th. Nancy, 1873, p. 21.
G. Profeta. — Observatore medico di Palermo, 1873.
Raynaud. — N. Dict. de méd. et de chirurg. prat., XIV, p. 74.
Trastour. — Th. Paris, 1853.
Trousseau. — Cliniques médicales, t. I, 3ᵉ éd.
Velpeau. — Bull. gén. de thérapeut., 1855.
Zuller. — Ziemmensen's Handbuch. II, f. 2, p. 446.

MÉNINGITE CÉRÉBRO-SPINALE.

Barth et Poulin. — Gaz. hebd., 1879, p. 310.
Grisolle. — Traité de la pneumonie, 1861 et 1864.
Laveran. — Article Dict. encycl. des sciences médicales.
Tourdes. — Épidémie de méningite cérébro-spinale observée à Stras-
bourg en 1840-1841. Paris, 1842.

SCARLATINE.

Blondeau. — Arch. générales de méd , 1870.
Bokaï. — Allgemein Wien med. Zeit., nº 10.
Corrigan. — Soc. path. de Dublin.—Gaz. méd. de Paris, 1843, p. 856.
Coulson. — Harveian Soc. The Lancet, 1855., t. I, p. 586
Henoch und Friedlander. — Ueber Synovitis scarlatinosa. Berlin.
Klin. Wochenschrift, 11 sept. 1885.
Kennedy. — Some account of the epidemia of scarlatina with pre-
veld in Dublin. — Med. surg. Review, 1843., t. XLIII, p. 465.
Peter. — Scarlatine et rhumatisme. — Union méd. t. I, p. 789.
Sanné. — Scarlatine. — in Dict. Encycl. des Sc. méd.
Trousseau et Lasègue. — Union méd., 1850, p. 413.
Trousseau. — Clinique, éd. 1873, p. 160.

VARIOLE.

Bidder. — Zur Kentnnis der Eitrigen Gelenken Zundunken bei Va-
riola. Deust Zeist f. chirurg., II, p. 453, an. Rev. sc. méd.
II, 768, 1873.
Brouardel. — Étude sur les varioles avec lésions vasculaires (cœur
aorte). — Arch. gén. méd., 1874, XXIV, p. 653.
Guersent. — Clinique, Gaz. méd., 1831.
Hohenhausen. — Un cas d'arthrite suppurée compliquant la variole.
— Dorpat med. Zeistch, 1874, V, p. 135.

Rillet et Barthez. — Traité maladie des enfants, p. 47 à 117, 1854.
Stoceada. — Variole confluente, arthrites multiples suppurées, trait.
    antiseptique, guérison. — Riv. Veneta di Sc. méd., nov. 1885,
    anal. Rev. des sc. méd. 1886.

ROUGEOLE.

Bonnet. — Traité des mal. des articulations, 1845.
Brasdworth and Vaches. — Notes on an inquiry into the morphology
    of meatles contagium. — British med. journal, janv. 77, 1882.
Descroizilles. — Manuel de pathologie infantile.
Follin et Duplay. — Traité de pathologie externe.
Jollet. — Influence de la rougeole sur le développement et la marche
    des arthrites. — Th., Paris, 1884.
Maisonneuve. — Th. agrégation, 1844.
Marjolin. — Soc. clinique, p. 24, 1865.
Mathieu et Strauss. — Coxalgie. — Dict encycl. des sc. méd.
Thomas. — Ziemmsens Handbuch, II, p. 90.
Uterberger. — Zur Kentnis des Mosern und des Scarlach. — Jarbuch
    f. Kinderheilk. XI, 1877.

DIPHTÉRIE.

Max Schuller et Loffler. — Loc. cit.
Muller. — Ueber Etiologie und Wesen des Gelenksrhumatismus. —
    Correspondbl. f. Schweilz, novem. 1873.
Pauli. — Arthrites infectieuses dans la diphtérie. — Berlin. klin. Wo-
    chensch., 1883, n° 45. Analy. Gaz. méd. de Paris, 1884,
    p. 259.

OREILLONS.

Boinet. — Quelques complications rares des oreillons. Lyon médical,
    f. 1, 1885.
Capitan et Charrin, — Société biologique ; 1881, p. 192-358.
Chaumier. — Note sur les manifestations articulaires des oreillons.
    Concours médical, décembre 1885.
Eisenmann. — Die Familie des Rheuma. Erlangen, 1841.
Gailhard. — Thèse Montpellier, 1877.
Glinereau. — Sur une épidémie d'oreillons, compliquée d'accidents
    cérébraux. — Bull. de thérapeutique, mai 1884.
D'Heilly. — Oreillons. Dict de méd. et de ch. pratiques.
Jourdan. — Rec. et mém. de médecine militaire, 1878, p. 550.
Lannoy et Lemoine. — Pseudo-rhumatisme des oreillons. — Revue de
    médecine, p. 192, 1885.

Rilliet. — Gazette méd. de Paris, 1850.

ERYTHÈME INFECTIEUX.

De Molènes. — Érythèmes polymorphes. Th. Paris, 1884.
De Beurmann. — Érythème papuleux. Pseudo-rhumatisme. — Arch·
      gén. de méd., 1881, p. 721.
Feréol. — Érythème papuleux. Pseudo-rhumatisme. — Gaz. hebd.,
      1874, p. 738 et 769.
Villemin. — De l'érythème polymorphe, sa nature et son traitement
      spécifique. — Acad. de méd. (séance du 18 mai 1886). Anal.
      Sem. méd., n° 20, 6e année.
Hébra et Kaposi. — Traité des maladies de la peau. Trad. Doyon.

FIÈVRE TYPHOÏDE.

Bardeleben. — Lehrb. d. Chirur. Ab. 4. Bd. II, p. 617, IV, p. 741.
Barth. — Bull. Soc. Anat., 1853.
Bazin. — Th. de Paris, 1835.
Bazin. — Th. de Paris, 1883.
Betz. — Mémorabilien n° 11, p. 497, 1872.
Bonnet. — Th. Paris, 1878.
Bouillaud. — Traité du rhumatisme, 1857.
Buot. — Th. Paris, 1883.
Capelle. — Jour. de méd. et de chir. Bruxelles, 1861.
Courcenet. — Complications de la fièvre typhoïde. — Th. Paris, 1885.
Finlory. — Clin. Soc. of London, 1883. Anal. Gaz. hebd. p. 352, 1884.
Griesinger. — Maladies infectieuses, 1877.
Guterbock. — Arch. f. Klin. Chir. XV, f. 1, 1874, p. 58.
Homolle. — Fièvre typhoïde. — Nouv. Dict. de méd. et de chir. prati-
      ques, 1884.
Keën. — Lectures Smith institution, avril 1877. Washington.
A. Robin. — Gazette méd. Paris, p. 559, 1881.
Simling. — Med. Times and Gazette, 18 jan. 1879.
Stromeyer — Handbuck der chir., I, p. 496.
Volkmann. — Krank. d. Beweg., p. 502.
Wagner. — Zur Kentnis d. abdominal Typhus. — Deutsch. Arch. f.
      kl. méd. XXXVII, p. 301.
Weil. — Berlin. Klin. Wochensch., n° 7, 1878.

DYSENTERIE

Aron. — Rev. med. militaire, 1876.
Béranger-Féraud. — Traité clinique de la dysenterie, 1883.

Cambay. — Traité de la dysenterie. Paris, 1847.

Fallot. — Arch. gén. Médecine, 1855.

Fialko. — Th. de Paris, mai 1884.

Fradet. — Th. de Paris, nov. 1884.

Gestin. — Epidémie de dysenterie, à Brest. — Arch. de méd. navale, 1867.

Homolle. — Rhumatisme. Nouv. Dict. de méd. et de ch. pratiques.

Haspel. — Maladies de l'Algérie, II, 1852.

Huot. — Arch. gén. Médecine, 1869. XIV. p. 29.

Lecard. — Epidémie de dysenterie à la Rochelle. — Arch. de méd. mil. 1875.

Lepecq de la Cloture.. — Collect. d'observations sur les maladies et constitutions, p. 745. Rouen. 1773.

Motz. — Epidémie à Bourges. — Rev. méd. milit., 1882.

Quinquaud. — Gaz. des hôpitaux, p. 420, 1874.

Stoll. — Ratio med., III, chap., IV, p. 146, 1787.

Strack. — Testament. medicandi. Dysenteria, p. 100, 1760.

Sydenham. — Med. pract., IV, chap. IV.

Sylvestre. — Union méd., 1851.

Tetu. — Th. Paris, 1875.

Thomas (de Tours). — Arch. gén. méd., série II, t. X, p. 29, 1835.

Trousseau. — Clin. Hôtel-Dieu, III, p. 162, 1865.

Zimmermann. — Trad. Lefèbvre. Lausanne, 1794.

Delioux de Savignac. — Traité de la dysenterie, 1863.

Dutrouleau. — Maladies des Européens dans les pays chauds, 1863.

FIÈVRES PALUSTRES.

Canonne. — Des avantages de l'immobilité dans l'hydarthrose. Th. Paris, 1867.

Capper. — Zur Therapie des Hydrops Articulorum intermittens, Allgem-Wiener. Med. Zeit, 1885, vol. XXX, p. 382.

Laveran. — Traité des fièvres palustres. In-8, Paris, 1884.

Laveran. — Du paludisme, de sa nature parasitaire, de ses microbes. Soc. Méd. des hôp., 5 avril 1885.

Rejou. — Hydarthrose intermittente. Th. Paris, 1877.

PSEUDO-RHUMATISME.

Berlin. — A case of acute purulent synovitis in a child of two months. South. pract. Nashville, 1885, VII, p. 72-75.

Boussi. — Rhumatisme infectieux. France méd., 1878, p. 43.

Cayla et Charrin. — Pyohémie spontanée, pseudo-rhumatisme infectieux. — France méd., Paris, 1885, I, 613-617.

CHALOT.—Arthrite rhumatismale suppurée.—Montpel. méd., 1876, p. 1.

DA COSTA. — Arthrite rhumatoïde, péritonite circonscrite. — Phil. med. Times, 16 mars 1878.

DAVIES COLLY. — Inflammation rhumatoïde des articulations chez la femme. — The obst. Journ., n° 163, p. 158, 1878.

DREYFUS-BRISSAC. — Pseudo-rhumatisme infectieux. — Gaz. hebd., n° 34, 1883.

EDDINSON. — Rhumatisme aigu mortel. — Med. Times and Gaz., 1876, p. 383.

FLEISCHHAUER. — Acuter Gelenkrhumatismus mit multiplen miliaren Abcess. — Arch. f. Anat. und Physiol., LXII, p. 386. — Rev. Hayem, 1875, VII, p. 483.

GRAIGER-STEWARD.— Fièvre rhumatismale.— British med.Journ., 26 juin 1875, p. 846.

LASÈGUE. — Etudes médicales, II, Rhumatisme pyohémique, p. 668.

LISTER. — Rhumatisme, abcès aigu de l'articulation coxo-femorale, guérison. — Med. Times and Gaz., 1878, II, 458.

LITHGONS. — Un cas de rhumatisme adynamique ressemblant à la septicémie. — Lancet, 10 déc. 1883.

MATHIEU. — Rev. médecine, 1883.

MATHIEU. — Sur une forme de détermination rhumatoïde qui survient chez les rhumatisants sous l'influence de la fatigue. — Arch. méd., 1884, s. VII, XIV, p. 1.

MOISSON. — Rhumatisme articulaire aigu, mort. Pus dans les articulations atteintes. — Arch. de méd., nov. 1879.

POTAIN. — Rhumatisme infectieux. — Gaz. des hôp., 19 mars 1885.

A. ROBIN. — Du pseudo-rhumatisme de surmenage. — Gaz. méd. de Paris, 20 juin 1885.

A. WOELKEL. — Obs. de rhumatismes articulaires aigus. (Polyarthrite suppurée chez un enfant). Berl. Klin. Woch., 30 mai 1881.

ENDOCARDITE INFECTIEUSE.

CHARCOT. — Société biologique, 1851.

COKEL. — Fièvre rhumatismale, affection cardiaque, mort par infection purulente, Med. Times, 7 janvier 1882.

EBERTH. — Virchow's Arch. 1875, LXV.

EICHHORT. — Charite Annalen; 1877.

EISENLOHR. Berlin, klin Wochench, 1874.

FORSTER. — Hand. der Path. Anat. 1863, II.

GERBER AND HURSCHBELD. — Arch. d. Heilk. 1876, XVII.

GRANCHER. — Le microcoque de l'endocardite infectieuse. — Soc. Méd. des hôpitaux, 4 juin 1884.

HÉRARD. — Soc. Méd. hôp., 10 mai 1865.

Jaccoud. — Endocardite, N. Dict. de Méd. et de Ch. pratiques.
Klebs. — Berlin. klin. Wochensch, 30 sept. 1878, n° 39, p. 590.
Klebs. — Archiv. f. experiment. Pathologie, IX, 1878.
Koester. — Die Embole Endocarditis, Virchow's Arch., 1878.
Lancereaux.—Recherches cliniques sur l'endocardite.— Gazette Méd ,
     Paris, 1862.
Ledoux. — Arch. Méd., mars, 1886.
Maïer. — Ein Fall. v. primare endocarditis die path., Virchow's Arch.,
     1874.
Osler. — British med. Journal, mars, 1885.
Pelvet. — Th. Paris, 1867.
Senhause-Kirkes. — Édimb. Med. Journal, XVIII, 1852.
Sonthey.—Rhumatisme aigu suivi d'embolies multiples.—The Lancet,
     10 mai 1880.
Strunmpell. — Path.-interne, I. trad. Schraume, 1884.
Thurnham. — Méd. Chir., Transaction. XXI.
Vulpian et Charcot. — Gaz. Med., Paris, 1862.
Weiss.— Wied. méd. Wochens, 1880, n° 33.
Winge. — Norderk. Med., Arch., 1870, II.

SYPHILIS.

Alvarez et Tavel. — Arch. Physiol., 30 nov. 1885.
Baumler. — In Ziemmsen's Handbuch.
Bouilly. — Comparaison des arthropathies rhumatismales, scrofu-
     leuses, syphilitiques. — Th. d'agrégation, 1878.
Chomel. — Rhumatisme et goutte. Leç. de clinique méd. p. 34,
     1837.
Cornil. — Leçons sur la syphilis, 1879.
Dauzat. — Etude sur l'arthrite syphilitique. — Th. de Paris, n° 455.
     1875.
Defontaine. — De la syphilis articulaire, th. Paris, 1883.
Dureuil. — Contribution à l'étude des pseudo-tumeurs blanches
     syphilitiques tertiaires. — Th. de Paris, 1881, n° 148.
Fournier. — Leç. clin. sur la syphilis chez la femme, 2ᵉ éd., Paris,
     1881.
Hunter. — Tr. des malad. vénériennes, trad. par Richelot avec
     notes de Ricord, p. 565, 1859.
Lancereaux. — Mém. communiqué à la Soc. de chir., septembre
     1863.
Maussurow. — Vartelj., fur derm. und syph., 1881, II et III.
Méricamp. — Des arthropathies syphilitiques tertiaires. Th. Paris,
     1882.
Mracek. — Wiener med. Presse, n° 1, 2, 3, 4, 5, 1882.

PLATEAU. — Etude sur les épanchements articulaires syphilitiques. — Th. de Paris, 1877, n° 469.

RICHET. — Mém. sur les tumeurs blanches. — In mémoires de l'Acad. -de med., 1853, t. XVII.

M. SCHULLER. — Des arthropathies syphiliques. — Arch. de Langenbeck, 1882, t. XXVIII.

TOUSSAINT. — Des arthrophytes et de leurs rapports avec les diathèses rhumatismales, scrofuleuses, syphilitiques. — Th. de Paris, 1881, n° 129.

VAFFIER. — Du rhumatisme syphilitique. — Th. de Paris, 1875.

VERNEUIL. — Gaz. hebd., 1873, p. 22.

J. VOISIN. — Contribution à l'étude des arthropathies syphilitiques. — Th. de Paris, 1875, n° 437.

VOLKMANN. — Pitha et Billroth. Handbuch der allgem. und special Chir., Bd II, p. 504.

TABLE

Paris. — Typ. A. PARENT, A. DAVY, succ., imp. de la Faculté de médecine,
52, rue Madame et rue Corneille, 3

Librairie Adrien DELAHAYE et Émile LECROSNIER, éditeurs

De la phtisie bacillaire des poumons, par G. Sée, professeur de clinique médicale à la Faculté de médecine de Paris, et LABADIE-LAGRAVE, médecins des hôpitaux (*Médecine clinique*). 1 volume in-8, avec 2 planches. 1881. .... 11 fr.

Des maladies spécifiques (non tuberculeuses du poumon), bronchites aiguës, pneumonie parasitaire, gangrène, syphilis, cancers et vers hydatiques du poumon, par G. Sée. 1 vol. in-8, avec 2 planches. 1885. .. 10 fr.

Du diagnostic et du traitement des maladies du cœur, et en particulier de leurs formes anomales, par le professeur GERMAIN SÉE. Leçons recueillies par le docteur F. LABADIE-LAGRAVE (Clinique de la Charité, 1874 à 1875), 2e édition. 1 vol. in-8. .... 11 fr.
    Cartonné. .... 12 fr.

Des dyspepsies gastro-intestinales. Clinique physiologique, par le professeur GERMAIN SÉE. 2e édition. 1 vol. in-8. 1883. .... 10 fr.

Traité d'anatomie pathologique, par le docteur LANCEREAUX, professeur agrégé à la Faculté de médecine de Paris, médecin des hôpitaux, etc.
    Tome Ier. Anatomie pathologique générale. 1 vol. avec 267 figures intercalées dans le texte. 1877. .... 20 fr.
        Cartonné. .... 21 fr.
    Tome II. Anatomie pathologique spéciale. Anatomie des systèmes : 1° Système lymphatique. 1 vol. in-8, avec 179 figures intercalées dans le texte. 1881. .... 25 fr.
        Cartonné. .... 26 fr.
    Tome III. 1re partie. Anatomie pathologique spéciale. Anatomie pathologique des systèmes : système locomoteur; anatomie pathologique des appareils, appareil de l'innervation. 1 vol. in-8, avec 131 figures intercalées dans le texte. Prix pour les souscripteurs du Tome III, complet .... 20 fr.

Traité de l'herpétisme, par le docteur LANCEREAUX, médecin de l'hôpital de la Pitié, etc. 1 vol. in-8, avec 58 figures intercalées dans le texte. 1883. Prix. .... 7 fr.

Anatomie pathologique du système nerveux. Leçons faites à la Faculté de médecine de Paris, etc., par le docteur RAYMOND, professeur agrégé, etc. 1 vol. in-8, avec 114 figures intercalées dans le texte et 2 planches. 1886. Prix. .... 9 fr.

Traité théorique et pratique de la goutte, par le docteur LECORCHÉ. 1 vol. in-8 avec 5 planches. 1885. .... 13 fr.

Du diabète sucré chez la femme, par le docteur LECORCHÉ. 1 vol. in-8. 1886. .... 6 fr.

Éléments d'anthropologie générale, par le docteur Paul TOPINARD, professeur à l'École d'anthropologie, etc. 1 fort vol. in-8, avec 197 figures intercalées dans le texte et 5 planches. .... 24 fr.

Études cliniques sur l'hystéro-épilepsie ou grande hystérie, par le docteur Paul RICHER, ancien interne des hôpitaux, etc., précédées d'une lettre-préface de M. le professeur J.-M. CHARCOT, 2e édition revue et augmentée. 1 fort vol. in-8, avec 197 figures intercalées dans le texte et 10 gravures à l'eau-forte. 1885. .... 25 fr.

Leçons de clinique médicale, faites à l'hôpital de la Pitié par S. JACCOUD, professeur de clinique à la Faculté de médecine de Paris, etc. 1 vol. avec 12 figures dans le texte. 1885. .... 13 fr.

Traité d'électrothérapie, par le docteur ERB, professeur à l'Université de Leipzig, etc., traduit de l'allemand par le docteur RUFF. 1 vol. in-8, avec figures dans le texte. 1884. .... 13 fr.

Manuel de pathologie et de clinique infantiles, par H. DESCROIZILLES, médecin de l'hôpital des Enfants-Malades, etc. 1 vol. in-18. 1885. .... 12 fr.

Traité élémentaire du massage, par le docteur ESTRADÈRE. 2e édition. 1 vol. in-8. 1884. .... 4 fr.

Traité de thérapeutique appliquée, basé sur les indications, suivi d'un précis de thérapeutique et de posologie infantiles, et de notions de pharmacologie usuelle sur les médicaments signalés dans le cours de l'ouvrage, par J.-B. FONSSAGRIVES, professeur de thérapeutique appliquée. 2 vol. in-8. 1882. .... 24 fr.

Traité de matière médicale, ou pharmacologie, physiologie et technique des agents médicamenteux, par le professeur J. B. FONSSAGRIVES. 1 fort vol. in-8 avec 211 figures intercalées dans le texte. 1885. .... 21 fr.

Paris. — Typ. A. PARENT, A. DAVY, succ., imp. de la Faculté de médecine,
52, rue Madame et rue Corneille, 3

www.ingramcontent.com/pod-product-compliance
Ingram Content Group UK Ltd.
Pitfield, Milton Keynes, MK11 3LW, UK
UKHW021932070726
13614UKWH00001B/379